思想觀念的帶動者

文化現象的觀察者

本土經驗的整理者

生命故事的關懷者

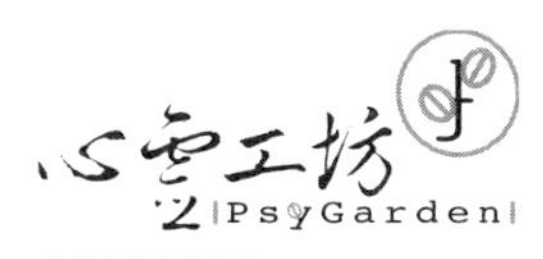

Caring

生命長河，如夢如風
猶如一段逆向的歷程
一個掙扎的故事，一種反差的存在
留下探索的紀錄與軌跡

我看世界的方法跟你不一樣
給自閉症家庭的實用指南

The Way I See It: A Personal Look at Autism and Asperger's

著——天寶・葛蘭汀
譯——廖婉如
審閱——蔡文哲

目次

【推薦序一】

人本的精神

吳佑佑（宇寧身心診所院長、林口長庚醫院兒童心智科兼任主治醫師）

任何一個在自閉症這個領域工作的人，或多或少都知道天寶．葛蘭汀是誰，我當然也不例外，一直都覺得很需要、也很想認識她。最早一次看到她演講的錄影帶，應該是近二十年前的事了吧。她一直都很積極地為這個領域發聲，除了演講以外，還出了好幾本書，像是《星星的孩子：自閉天才的圖像思考》（心靈工坊出版），闡述自閉症類疾患的一般論述；《動物行為解讀》（*Animals in Translation*）描述感官敏銳的動物的世界；此外奧立佛．薩克斯醫師的著作《火星上的人類學家》，也提到了天寶的故事。

心靈工坊出版的這本《我看世界的方法跟你不一樣：給自閉症家庭的實用指南》，除了介紹自閉症，更提出了許多明確的介入概念及方法。書中強調早期介入非常重要，能幫助孩子提升他們的不足，但更重要的是要懂得認識孩子的優勢，藉他們的優勢能力，提升孩子學習的興趣、發揮其專長。天寶博士並強調許多基本社會價值，例如家庭教育的重要性、個人的責任感的培養及訓練等。此外，她在書中提供了許多不只是個人的生活經驗，還包括了自閉症可能有的問題解決策略，如學習社會互動、辨識情緒與感覺上的特殊困擾、干擾性行爲的背後原因，及如何協助個案調整自己的行爲，以面對及適應環境等。關於另類醫療及藥物，天寶博士也有她個人經驗的分享及見解。對成人自閉症患者可能面對的問題，如戀愛、工作，都有所著墨。她還對目前許多對自閉症患者研究的整理提出見解，都是値得我們參考的。

我喜歡這本書，因爲它是天寶博士寫的，一位從不介意自閉症這個診斷標籤了她的人，積極地爲自閉症患者發聲，積極地想要幫助患者身邊的人，去了解患者的獨特性。天寶博士從來不悲情，她不只一次驕傲地說，如果沒有這些特殊與不同的思考能力的人，科技的進步將會受到影響。我喜歡這本書還有另一個原因，她提供了許多自己對事情的觀察及解釋，以及許多問題處理的策略。她利用她個人特質的優勢，整理資料並以科學態度來研究，使這本書成爲非常實用的專業書籍。更讓我感動的是，這本書的「人本」精神，眞正接受個人個別差異，依據對方可以認知理解的方式去教育，幫助他成爲有能力的人。

【推薦序二】

我看待自閉症的角度和天寶很相似

花媽卓惠珠

（「幫助高功能自閉與亞斯伯格臉書」版主）

在《我看世界的方法跟你不一樣》書裡，維諾妮卡・齊斯克（Veronica Zysk）說自己剛當上美國自閉症協會的執行長，第一次出席理事會時，在錯誤的時機、錯誤的場合，說了超級不得體的話之後，被客氣地請出會議。事後天寶是少數站出來挺她的人之一，她一度還大拍桌子，以不折不扣的女牛仔作風，斬釘截鐵地說：「我認爲執行長是對的！」

天寶會針對事實回應，不隨著情緒面起舞，天寶講求邏輯，有能力把情緒直接從良好的決策過程中排除。我認識的自閉症朋友們確實多數都能排除情緒直接面對事物。但一體兩面，這樣的特質，也會在一般人想要得到溫暖的對待時，因得不到而受傷。

此書中提到的策略實用到匪夷所思的地步，比方說天寶透過硬記死背、去執行或改變各種可能，她透過一再重複演練，以至於她能夠在某個特殊的時刻，去「感覺到了」

幽默感是怎麼一回事，生命到底是怎麼一回事。

一再的成功地與人互動，讓天寶從不善口語，變成能夠很有條理地說明自己的思考方式，表達自己的邏輯。從最近的《我看世界的方法跟你不一樣》這本書中，我們看到她變得更有人味、更能夠在情緒的層面與人交流，而不只是做一些社交動作，甚至能夠爲大家提出建言。

這篇序文，是我少數拖稿寫得這麼久、這麼慢的序文。從打開書頁開始，我就用書中的例子不斷地去和我所認識的有成人亞斯伯格特質者相互印證，確認當中的建議和成果。在我看來天寶的建議和方法，都是相當成功的。到最後，這本書稿的每一頁幾乎都寫滿了我自己的看法和註解，閱讀稿子的兩個星期中，我不斷地跟認識的朋友談到這本書，也笑說自己可以再爲這本書，獨立再出版一本見證了。（笑）

受限於篇幅，我以最近泛自閉社群談論比較多過動或憂鬱的「服藥」內容爲例說明。在討論區中，不少家長畏懼於藥物的副作用，所以隨意替孩子或替自己服用的藥物減量，甚至停藥。還有些人更提出自己的創傷經驗，勸他人們不要服藥。

我不懂得醫藥的學問，但我總是很白描地思考，就像是每個人體質有異，不能輕易跟不熟識的對方說多吃點或者少吃點，可能她有糖尿病，也可能她必須減重，也有可能她有某種食物過敏，這是不能也不該輕易給建議的。

所以對於任何的詢問，我會提供「我的個人經驗」，而不是籠統的建議。天寶在第七章「有關藥物」中，提到的完整看法，讓我有遇到知音的感覺。天寶的抗憂鬱之路，和我的個人服用藥物經驗相似。我也是受益於抗憂鬱藥物的人。

天寶寫道：「經常性的焦慮和恐慌發作得越來越愈來愈嚴重。我常大半夜醒來，發現心口猛烈怦怦跳。初到一個陌生地方也會讓我恐慌大作，而且吃東西幾乎每次都會噎到。」

而我自己，九二一事件之後，南投家中一片瓦礫、父喪、孩子確診拿身心障礙手冊、我突逢車禍斷腿開刀住院復健，一連串的變故讓我因恐慌和創傷壓力症候群，而接受密集治療。剛開始我是個非常不聽話的病人，自認爲可努力以意志力克服一切，再加上擔心副作用會把自己整慘，所以自覺穩定就離藥，以至於每隔一陣子就會因爲突發事件而造成恐慌突然發作。

就這樣，我不服從精神科醫師指示服藥，自行結束治療，那期間好幾次突然莫名其妙焦慮嚴重，恐慌發作，十分鐘之內達到極度的恐懼，那是一種無限上綱的、不知何時是谷底的恐懼！

減藥停藥多次後，一回醫師把藥物推到我面前說：「如果你不相信我，那你開藥方給自己吃好了！」那時我才終於明白到自以爲是的荒謬，從此乖乖的聽醫師指示服用藥物。

此刻我滿心複雜情緒，我必須刻意隱藏情緒波動才有辦法寫出這經年的服藥心路；因此看到天寶以充滿條理的文字自述如何克服身心各種難題與困境，實在滿心佩服。

我以服藥這個例子來說明，天寶用問題解決策略的方式來談藥物、診斷、各種療法、求學選校、求職找工作的態度和建議，並非理論上的探討，而是她透過自身經驗，再加上四處訪談、研究的結果。這些建議非常實用，絕對值得參考。

●歡迎到花媽的「幫助高功能自閉與亞斯伯格」臉書
https://www.facebook.com/aspergerhouse

【推薦序三】

從現在抵達未來

劉增榮（中華民國自閉症基金會執行長）

在我服務的「社區居住」的方案中，我們常發現有些家長針對自閉症孩子的特質，按部就班進行結構性、長期性的堅持努力，因此孩子在離開父母後，自立生活能力很強，工作也很安穩。有些父母則是照顧自閉兒二十多年，身心俱疲，渴望放手給孩子自立生活的機會，也給自己一個喘息的時間，但是經過幾天的試住期，孩子不是達不到社區居住標準門檻，就是自身意願不高，不願脫離家庭的舒適圈。

這樣的父母親，除了心裡充滿無力感、無限懊惱之外，別無他法，因爲孩子長大了，已經失去適當教育的契機，同時還要承擔孩子生活在瞬息萬變複雜人際關係的社會中，動輒得咎的家庭責任。他們只能羨慕看著別人的孩子順利轉銜，怨嘆自己不是沒有努力，只是沒有用對方法，徒呼無奈。可見，孩子是長成要求社會接受他們的（Acceptive）、還是可被社會接受的（Acceptable），這其中的關鍵，就是父母親的教養方式。

大多數的自閉症患者都有著相同艱辛的成長歷程，天寶・葛蘭汀也是如此，幼年時她被診斷出沒有口語能力、沒有眼神接觸、經常出現重複性行爲，還時常表現出脫序行爲的典型自閉症患者。在她的母親尤絲塔西亞・卡特勒（Eustacia Cutler）及良師益友的支持與鼓勵下，突破困難，成爲美國最成功的人性化牲畜設備設計師，也是資賦優異的動物學家。當我們看到種種成功的案例，並試圖以「正常人」的想法來幫助自閉症患者時，天寶卻以自閉症患者的身分，明白告訴我們應該用患者的思考角度，提供適時適性的幫助。所以，本書帶給我們與自閉症患者相處時許多的啓示，並可以減少許多摸索的時間。

《我看世界的方法和你不一樣》是作者自述自閉症患者思考的模式、兒時如何培養社交技能、適應社會規範等等親身經歷。在她的成長過程中，母親的影響歷歷在目，她母親很有技巧地訓練她與同齡孩童進行輪流的遊戲，讓她經常與其他孩童互動，這與中華民國自閉症基金會與台中市自閉症教育協進會聯合推動的SUPER SKILLS給亞斯伯格症、高功能自閉症的社交技巧團體課程，相互輝映，不謀而合。「母親總是會讓我嘗試新鮮事，……我學到凡事要有始有終」、「母親教我……有時候要做到別人所期待的事」，培養她面對新事物時的勇氣，並習得一定的社會互動技巧，這爲天寶日後在職場上能夠依照客戶指示完成令人滿意的工作，樹立良好的基礎。

所以，無論現在孩子年齡多大、情況如何，一如古人所云：「莫道桑榆晚，爲霞尚滿天」，自閉症兒童的家人，應盡早展開孩子的療癒課程，並參考書中各項建議，讓孩子和天寶一樣，能夠順利地從現在抵達未來。

推薦語

我強力推薦《我看世界的方法跟你不一樣：給自閉症家庭的實用指南》，長期以來大家都在追尋解決自閉兒問題的方法，然而在試圖運用的過程中，卻一直無法確定自閉兒的反應。天寶對於我們常用的方法及關切議題分爲九章，由一開始的診斷及早期介入、教學與教育、了解無法口語的自閉兒、行爲議題、社會功能等等分述，經由她的經歷及解說，讓我們明確的知道，這些過程中她或是其他自閉兒的反應；最重要的事，她所給予我們的建議，讓我們知道如何去帶領、教養及輔導自閉兒。這是一本關心自閉兒的人都應該細細研讀的書，可以帶給我們更多的啓發。

——潘兆萍（中華民國自閉症總會　理事長）

這是內容有深度的好書，可能爲自閉兒建構其順遂的人生。其父母、老師、社會各界主其事者及相關人士，本書可提供寶貴的實務經驗，統整較一致的觀點，避免認知落差太大，尤其早期療育，請及早善用它。

——蕭義雄（高雄市自閉症協進會　理事長）

一個會省思且能客觀判斷事情的「自閉症」患者——天寶，親自揭開謎樣的自閉症患者內在面紗，淸楚地告訴我們，父母的態度會影響孩子的行爲表現，而孩子的行爲表現是孩子和環境（包括人在內）互動的結果。父母的態度與堅持，決定了孩子的行爲表現；對待自閉症孩子的教養態度和對待一般孩子應該是一樣的，只是方法有所區別。

許多自閉症兒的家長，與特教教師看了《星星的孩子：自閉症天才的圖像思考》一書後，都會內疚地想：我是不是一直誤解了孩子？我是不是埋沒了一位天才？親愛的家長和老師們，我想告訴各位的是，請靜下心來讀一讀《我看世界的方法和你不一樣》，讓天寶告訴你每個階段該如何與孩子共度，又該如何扮演稱職的父母角色。也許我們的孩子不是天才，但在循序漸進的教導下，他們也能夠發揮天分、融入社會，這是無庸置疑的！

——彭玉燕（財團法人肯納自閉症基金會　董事長）

天寶・葛蘭汀，這位世界最知名的自閉症博士，將自己活生生的剖開，讓大家明白什麼是自閉症；一句「無需介意掛上病症的標籤」，從她口中說出來絕對不只是安慰的語言，書中還有更多的自閉症寶藏，值得大家一起來挖掘！

——柯白珊（財團法人台北市自閉兒社會福利基金會　執行長）

每次讀天寶的書，都是一場心靈的饗宴。她的訴說，她如此的看著世界，更讓我由衷相信，所謂「自閉症者沒有說故事的能力」，其實只是迷思。

——呂政達（大學心理學教師、作家）

【第二版序】

天寶是我們的英雄

愛蜜莉・格森・塞內斯（Emily Gerson Saines）
（電影「星星的孩子」製作人）

在我兒子岱許兩歲生日前夕，自閉症進入我的生活。我們就像無數父母親一樣，跟小兒科醫師述說當今衆所周知的自閉症典型症狀。我們的兒子失去口語能力，開始旋轉身體、拍打雙手、鬧脾氣，退回自己的世界，一個不歡迎我們的世界。幾乎整整一年的時間，我們經常進出小兒科診間跟醫生討論這些行爲，但醫生只告訴我們，這沒什麼好擔心的，他只是在經歷兩歲的叛逆。然而，他的情況愈來愈嚴重，我們看著他變得會傷害自己和別人。

我們打電話給小兒科醫生：「這不是兩歲的叛逆，某個地方不對勁，嚴重地不對勁。」我們堅持要給兒子做檢查。抵達醫院沒幾個鐘頭，我們就被告知，我兒子被診斷出罹患廣泛性發展障礙（Pervasive Development Disorder，簡稱PDD）。很多人都知道，院方給出廣泛性發展障礙的診斷，其實是委婉地告訴我們：「你們的孩子，你們那好手好腳的俊俏寶貝，得了自閉症。他可能永遠都沒法閱讀、寫字、說話，甚至難以勝任一份工作。他可能永遠沒辦法獨立生活、交朋友、融入某個圈子、結婚、成家。」

接下來的幾個月也一樣煎熬。我們的學區提供幼兒早療課程。他們保證，學校裡的老師都受過良好訓練，而且校內有良好的設施教導他。於是我們幫他註册，但上學的頭一天就出狀況，校方完全束手無策。經過仔細了解，才發現那位所謂「受過良好訓練」的老師從來沒有教過自閉兒。我們是受過良好教育的家長，有自信可以自行安排更理想的做法。我們擬了一套居家治療課程，聘請當時最受敬重的一位行爲治療家來家裡上課。很遺憾的，屋漏偏逢連夜雨，我們那位頗負盛名的行爲治療師那陣子精神崩潰，結果她的「治療」方法與其說是教育，不如說是虐待兒童。我們失落極了，孤單極了，無助極了，直到有天，我母親寄來一只包裹，是天寶・葛蘭汀寫的《星星的孩子：自閉天才的圖像思考》。隔天我祖母也寄來一封信，附了一篇奧立佛・薩克斯（Oliver Sacks）刊登在《紐約客》的一篇文章，談論獨一無二的天寶・葛蘭汀。

天寶的經歷煞是驚人。她是個天賦優異的動物科學家，美國最成功的人性化牲口屠宰設備設計師，而且她有自閉症。她年幼時也沒有口語能力，而且表現出各種不恰當的行爲。儘管她有自閉症，今天的她卻能讀能寫還能講（天啊，她眞能講），她獨立生活，而且擁有穩定的工作（事實上同時擁有好幾份工作），她還是前五百大企業當中好幾間公司的顧問，也是暢銷作家、演講者（關於牲口和自閉症）、科羅拉多州立大學動物科學系教授，而且最重要的，她是一位朋友——親切的朋友。她非常忠實，隨時伸出援手，願意採取行動。曾有那麼一段時間，這一切即便對天寶而言，也看似遙不可及，但是在她母親尤絲塔西亞・卡特勒（Eustacia Cutler）和其他良師益友的支持與鼓勵下，天寶從一個不會講話的四歲小孩，蛻變成今天的她。在自閉兒父母親的心目中，天寶是我們的英雄。她給了我們一個能夠窺見孩子心靈的窗口，也讓我們重新燃起希望，看見一個充滿可能性的未來。

十三年前我體悟到，天寶的故事應該跟更廣大的觀眾分享。我從威廉莫理斯經紀公司（William Morris Agency）離開，自創管理公司後，我認爲機會來了，可以著手製作一部描述天寶不凡人生的電影。我打電話給天寶，跟HBO聯絡，接著便開始動工。我們花了十年的時間才完成，我對這部傳記電影「星星的孩子」相當自豪，它讚揚了我深深敬佩的人的生命故事。不論我和她在紐約一起吃飯、和她在奧斯汀的旅館房間內討論細節、參加金球獎時坐在她身邊、在艾美獎的台上被她擁抱，或是聽她說服時代華納總裁調查麥當勞的配送系統，我和天寶相處的每一天，都是我生命中最棒、最有意思的時刻。

生活回歸常態後，我拿起天寶寫的《我看世界的方法跟你不一樣：給自閉症家庭的實用指南》來讀。我原本以爲我已經從天寶身上學會了一切，翻閱這本書時，我吃驚地發現我要學的還有好多好多。自閉兒的父母親通常被鼓勵讓孩子依循固定作息，但是天寶花了一整個章節來提倡，在固定作息中安插彈性的變化，並提供實用的例子解說。她指出培養孩子興趣的策略，好讓這些興趣在孩子長大成人後發展爲就業所需的一技之長。此外，天寶提醒我們，學習是永無止境的。人類擁有活到老學到老的能力，爲了拓展心靈，接觸新事物格外重要，對於自閉症患者而言更是如此。這本書充滿洞見、極具啓發性而且帶給人希望——眞是書如其人呀！這是一本「實用」指南，我相信讀者將深深受益。

二〇一一年二月

【第一版序】

永遠別放棄

盧絲・蘇麗文博士（Ruth Sullivan Ph. D.）
（美國自閉症協會首居主席）

還有誰比天寶・葛蘭汀更能與我們分享關乎自閉症和亞斯伯格症的個人觀點？

在她將近六十年的自閉症歲月，天寶花了當中的三十餘年，付出大量的時間、精力和可觀的智力及才能，認識自己的病症，並且闡述給我們其他人了解。這本書滙集了天寶對自閉症和亞斯伯格症廣泛的行爲現象、學習型態和身體保健議題，以及她那極具洞見、教育性又淸晰明瞭的觀點和指引，而且最重要的是，這些內容相當實用。

天寶被診斷爲自閉症時，很少人聽過自閉症，更少人聽過有哪位自閉症患者具有夠好的溝通能力，能夠描繪出患有自閉症是什麼滋味，而且句句發自肺腑。我是自閉兒家長這個小群體的成員，我們這一群來自全國各地的家長，於一九六五年十一月，在伯納・李姆蘭醫生（Bernard Rimland）號召下，成立了一個全國性組織，名爲「全國自閉兒協會」（National Society for Autistic Children，簡稱 NSAC），也就是今天的「美國自閉症協會」（Autism Society of America，簡稱 ASA）。我們的宗旨是在這嚴重影響孩子的謎樣病症中，尋求更多的理解、處置方式並探討其成因和療法。當時幾乎沒有任何文獻可供參考。李姆蘭醫生所著的書，《嬰兒自閉症：症候群及其與行爲之神經理論的關聯》（*Infantile Autism: The Syndrome and Its Implications for a Neural Theory of Behavior*, 1964）是談論這個主題的第一本書。我們當中沒有人認識自閉症成人。

我頭一次見到天寶是在一九八〇年代中期，在聖路易斯機場，當時我要轉機前往芝加哥參加「全國自閉兒協會」年度大會。在那小小的候機室裡，還有來自全國各地的其他二十五名與會者，我們大多認識彼此，聊的內容多半也是自閉症。

人群邊緣站著一位高挑的年輕女性，顯然對討論的話題很感興趣。她似乎很害羞，但神情愉快，大半時間都只是默默聆聽。抵達芝加哥後，她和我登上了大會安排的交通車，在前往下榻飯店途中，她就坐我隔壁。我得知她名叫天寶•葛蘭汀，那是她第一次參加自閉症研討會。她對自閉症的深入了解，令我印象深刻。直到那個星期末了，我才知道她有自閉症。我聽說有個高功能自閉症患者出席會議，但我沒把這兩件事兜起來。我上前問她願不願意在明年的「全國自閉兒協會研討會」上演講，她一口答應。

那時，「全國自閉兒協會研討會」是唯一專門針對自閉症所召開的全國性聚會。每年的研討會都會騰出一個時段讓與會者交換意見。通常在某個大廳舉行，裡頭擺上數個十人座的圓桌，每一桌都設有一個特殊主題和討論帶領人。隔年我將是「成人與自閉症」那桌的討論帶領人，而天寶就是在那裡首度跟「全國自閉兒協會」的聽眾演講。那十個座位立刻坐滿，站著聆聽的人起碼圍了三圈。大廳內變得嘈雜，很多人想聽天寶說話，於是我跟大會要求一個專屬的空間。當我們被領向一個小禮堂時，更多的人跟了上來。

天寶和我站在微微高起的講台。聽眾熱烈發問，因爲這是破天荒頭一遭有人能夠現身說法，談一談對聲音極度敏感是怎麼一回事（「就像被綁在火車正逼近的鐵軌上」）。談到穿某種內衣時，她說起了那衣料引起皮膚極度不適，以及那疼痛是如何地難以言喻。談到人際關係時，她說她沒辦法跟人溝通自己的感受，而她也很難了解別人。聽眾的問題一個接一個：「爲什麼我兒子不斷地旋轉？」「要怎麼進行大小便訓練？」「他爲什麼會摀住耳朵？」「他爲什麼不看著我？」她以自己的經驗來回答，她的洞見令人印象深刻。當天不只一雙眼睛噙著淚水。

一小時的交流時段結束後，很多人留下來圍著天寶繼續發問。受到矚目——甚而奉承——她似乎很驚訝，但也很高興。事後，當我問起時，她說自己有點緊張。多年來我時常想起那情景，每每對她的出色表現以及她帶給所有人的驚奇感到不可思議。

之後不久，在一九八六年，她的第一本書《*Emergence: Labeled Autistic*》出版，接下來的發展，大家應該不陌生。十年後，她受到高度讚揚的書《星星的孩子：自閉天才的圖像思考》問世，其他和自閉症相關的著作也陸續出版。與此同時，在她選擇的動物行爲這項專業領域裡，她也聲名大噪。她在科羅拉多大學獲得博士學位，二〇〇六年出版的《動物行爲解讀》（*Animals in Translation*），榮登《紐約時報》暢銷書排行榜。

天寶很快在自閉症圈子裡變得炙手可熱。她在通俗的報章上寫文章，也在同儕評審的專業期刊上發表論文。她永遠對自閉兒相關的計畫慷慨大方，爲家長會通訊寫文章，巡迴美國及全世界演講。天寶說不定是全世界在媒體上曝光率最高的自閉症患者，她讓世人對自閉症類疾患和亞斯伯格症有更深入的理解，這方面的影響，無人能出其右。

今天的天寶，和我在將近二十五年前所認識的那位女性，已判若兩人。能夠看見這些年來天寶在社交技巧和覺察力上的成長，對我來說是莫大的榮幸。她是我認識的人當中最勤奮好學的一位。在我看來，她今天之所以能夠出人頭地，主要是因爲她勤奮不怠的緣故，儘管這一路以來她也吃足了苦頭。她知識淵博，樂意幫助自閉患症者和他們的父母親。她見解深刻，而且勇氣十足——這貼切地解釋了她何以會發自內心地強烈建議（有時候恐有忠言逆耳之嫌）自閉症或亞斯伯格症成人若想保住飯碗或結交朋友，要懂得禮貌、穿戴整潔、爲自己的行爲負責以及遵守社會規範。

而且同樣重要的，天寶很風趣。儘管她的演講大致上都很一針見血，但近年來她也變得相當幽默。她的聽衆愛死了。

此外，她也學會了大方感謝那些一路以來幫助過她的人，特別是她的母親，尤絲塔西亞．卡特勒。卡特勒出過一本書，《我口袋裡的刺》（*A Thorn in My Pocket*），敘說家庭的經歷。還有她的老師和同事，他們看見了她的潛能，勇敢地超越既有做法，幫助她發展專長。對很多自閉症患者來說，了解並發展出「心智理論」（theory of mind）是困難得幾乎是不可能的任務。所謂的「心智理論」是指大多數人憑直覺洞察並「解讀」社會情境的細微差別——他人如何感受、可能有何想法，以及非語言行爲背後的意義——的一種無形的心智歷程。天寶不屈不撓地學習這件事，她優秀的分析技巧大大地幫自己一把，顯著地改善了她的社會性思維和社會感。

天寶持續對自閉症患者及其周遭的人投注心力。她的天分是我們所有人——不只是自閉症群體，而是所有世人——的禮物。你手裡的這本書，匯集她偵探似的敏銳分析力、廣泛的個人見解、以及由個人歷練中淬鍊出來的智慧。這本書是人類對其所知最令人失能、困惑的病症所做貢獻的最佳總結。天寶耐心地傾聽自閉類疾患兒童（從重度自閉症到高功能的亞斯伯格症患者）的父母親及這領域的專家述說，不帶任何先入爲主的觀念和判斷。她尋求解決辦法，從教學策略到更龐大的人生議題——絕大部分的自閉症類患者乃至於一般人都會面臨的挑戰。她給的建議很有想像力，深思熟慮，務實有用。她帶著坦率與理解，直接跟讀者對談。她懂得自閉症爲何物，她的建議合乎道理。

每間圖書館，不管大或小，架上都需要這本書。每所學校，不管大或小，一旦肩負教育自閉症或亞斯伯格症學童的責任，也需要這本書提供的指引。每位教師也將從閱讀本書，與應用天寶闡明得如此清晰的策略當中受益。最後，同等重要的，每位家長也會在這本書裡找到金玉良言、鼓舞與希望，繼續陪伴自閉症孩子成長。

正如我認識天寶二十餘年來，聽到天寶談及她如何看待自閉症和自己的人生時，她常說的一段話：「我不是在一夕之間變得會與人社交。我腦裡也沒有一個神奇開關，在某個時間點開了之後，我對人際互動這檔事就突然開竅了。我之所以成爲今天的我，是因爲我所經歷過的一切，以及這一切給我的學習機會，點點滴滴累積而成的。這過程一點也不輕鬆，有時候困難無比。我犯過很多錯誤，但是我不停修正，直到我做對。即使到了今天我依然在學習！這就是我希望其他自閉症患者學習的一點：永遠別放棄。一定要不斷地嘗試。」天寶在這本書裡分享的智慧和她個人對自閉症的反思，我相信，在此後的數十年內，始終會是最獨到的眞知灼見。

二〇〇八年五月

盧絲・蘇麗文博士：美國自閉症協會（前身是 NSAC）第一位當選的主席，該協會於一九六五年由李姆蘭醫生所創辦。一九七九年，蘇麗文於西維吉尼亞州的杭丁頓（Huntington）創辦「自閉症服務中心」（Autism Services Center，簡稱 ASC）並擔任執行長，直至二〇〇七年退休，時年八十三。「自閉症服務中心」乃非營利機構，具有行為照護執照，為所有的發展性障礙提供服務，特別專精於針對自閉症的全面性服務，並且以社區為基礎，於包括居家在內的環境裡進行。「自閉症服務中心」為大約二百七十名個案提供了服務，職員有三百五十名。蘇麗文博士是「九四－一四二公法」（Public Law 94-142），即如今的「殘障兒童教育法」（Individuals with Disabilities Education Act，簡稱 IDEA）以及「發展障礙法案」（Developmental Disabilities Act）的主要陳情者之一。她也是一九八三年成立於西維吉尼亞州杭丁頓市馬歇爾大學（Marshall University）內的「西維吉尼亞自閉症訓練中心」（West Virginia Autism Training Center）背後的主要推手。

蘇麗文博士也參與過一九八八年拍攝的電影「雨人」的製作，擔任自閉症行為顧問。飾演雷蒙・巴比特（Raymond Babbett）一角榮獲奧斯卡金像獎最佳男主角的達斯汀霍夫曼（Dustin Hoffman），直接與蘇麗文博士和她自閉症兒子約瑟夫（生於一九六〇年）一起工作，演練劇中角色。「雨人」首映會就在杭丁頓舉行，達斯汀・霍夫曼和製片巴瑞・李文森（Barry Levinson）親臨現場。這場盛會提升了大眾對「自閉症服務中心」的認識。

蘇麗文博士在西維吉尼亞州杭丁頓市定居了四十年，她依然和在南路易斯安納州查爾斯湖的凱戎（Cajun）大家族密切來往。

【作者的話】

寫給對自閉症認識不多的讀者

自閉症是發展性障礙，通常會在幼兒時期被診斷出來。它本質上是腦神經出了問題，影響了大腦四個主要區域的功能運作：語言／溝通、社交技巧、感覺系統和行爲。自閉症的成因依然是個謎。目前的研究指出，這類的障礙可以再細分成不同的子群，端看是由基因引起，環境侵害使然，或兩者皆有。

每個自閉症患者都是獨一無二的，各有各的長才和挑戰。沒有哪兩個的嚴重程度一樣，或表現出相同特徵。這是一種「光譜式的」障礙，各種的個別診斷一概統稱爲自閉症類疾患（autism spectrum disorder）。這個光譜上的個體從無法口語、可能產生傷害自己的行爲以及智障的嚴重挑戰，到高功能的（所謂的亞斯伯格症候群）、具有高超智力、口語表達能力良好，但卻明顯缺乏社交技巧、不太能從他人觀點看待事情的都有。在修訂中的DSM（精神疾病診斷與統計手册）診斷標準裡，也就是醫界的診斷「聖經」，即將把亞斯伯格症候群從自閉症裡刪除，並把各種自閉症標籤合併在「自閉症類疾患」這個統稱之下。

自閉症的比率目前是每一百個新生兒會出現一個（根據二〇〇九年疾病控制中心的統計），而且這比率持續以令人擔憂的速度升高。每二十一分鐘就會有一個孩子被診斷爲自閉症，男生的比率是女生的四倍，在全球各地一致普遍地出現，不分種族、社會和人種。根據美國自閉症協會統計，照護一名自閉兒的終身花費介於三百五十萬至五百萬美元之間；每年花在照護這些人的費用總額是令人咋舌的九百億美元。

自閉症具有不同的思考方式和學習方式。自閉症患者同樣生而爲人（people first），自閉症只是他／她身爲人的一部分而已。自閉症類疾患不再純然被視爲是行爲障礙，它會影響整個人的各個方面：生物醫學方面、認知方面、社交方面和感覺方面。只要得宜運用個別化的介入方式，自閉症類疾患兒童可以更加發揮功能，學習適應周遭的世界。

我們對自閉症類疾患的理解**跨出了一大步**，也更知道如何提供有效的幫助。幼兒最早可以在滿十二至十五個月時被診斷出自閉症，其中很多接受了密集的早療，因而能夠和一般孩子一起上小學，只需要些微的協助和服務。不論在幾歲被診斷出來，自閉症類疾患兒童和成人時時刻刻在學習，無論任何年齡，只要處置的型態和強度適當，他們的功能運作都會有顯著的改善。

前言

本書是由我過去八年來刊登在《自閉症／亞斯伯格症文摘》（*Autism Asperger's Digest*）的文章集結而成。我將這些文章分門別類，探討主題從早期的教育方式、感覺敏感度問題，到腦部研究，乃至就業發展都有。每一章開頭，我附上新的引文，添加我對該主題的額外看法。

在這些文章裡，我以身爲自閉症患者的個人經驗出發，同時納入家長、老師以及自閉症類患者能夠立即加以運用的實用資訊。自閉症的光譜非常廣泛，從無法口語的人，到輕微亞斯伯格症的優秀科學家或電腦工程師都包含在內。這本書可以運用在自閉症／亞斯伯格症整個光譜範圍內。

〔第一章〕

當孩子被診斷為自閉兒……

當父母剛得知自己的孩子有自閉症時，最該做的一件事就是觀察孩子，拋開任何先入為主的觀念和判斷，了解孩子如何運用個人能力，如何行動，如何回應他／她的世界。

診斷及早期介入

研究和實務經驗均顯示，由經驗老道的教師帶領，一周至少二十小時的密集早期教育課程，能夠大幅改善幼童的症狀。幼童的腦部仍在發育，腦神經通路的可塑性高，密集教導能改寫阻礙孩子學習的「短路」狀況。再者，幼童的行爲尚未定型，因此要矯正同樣的不當行爲，兩、三歲孩子所需要的練習比七、八歲的孩子少得多。七、八歲的孩子已經按照自己的方式行事已久，要改變比較不容易。

採用分解式操作訓練（discrete trial training）的應用行爲分析法（ABA），其課程效用獲得了最佳的科學證明，但是其他課程也同樣有效。自閉症類疾患廣泛而多變化。每個孩子的思考方式和處理訊息的方式都不一樣，因此介入的方式必須要能配合孩子的學習情況和個性。我在延伸閱讀裡推薦波爾博士（James Ball）二〇〇八年的《早期介入方式與自閉症》（*Early Intervention & Autism*）這本書，裡面詳細介紹各種類型的早期介入課程。雖然這本書是寫給剛得知孩子有自閉症的父母親看的，但在關於介入方式、有效的教學策略、課程規畫以及行爲改變這些部分，超過四分之三的內容都對家長很有幫助，不論他們自閉症的孩子年紀大小。

我的早期介入課程

我從兩歲半起就開始接受很棒又很有效的早期教育課程。當時我身上已經出現所有自閉症的典型症狀：不會說話、沒有眼神接觸、鬧脾氣、經常有重複性行爲。那是一九四九年，醫界對自閉症一無所知，束手無策，但是我母親無法苟同。她深信，任由我的症狀一直持續下去是最糟糕的一種做法。於是她獨自找了一些很棒的老師來教我，當時那些專業人士絲毫不輸今天的自閉症專家。其中有位出色的語言治療師，每周花三小時對我進行應用行爲分析訓練（把某技巧拆解成許多小步驟，並逐一教導每個小步驟，透過一而再的反覆操練讓我大量練習），仔細而且清晰地發出困難的子音，好讓我把每個音聽清楚。在語言治療學校裡，我也和其他五、六名非自閉症的孩子一起接受結構嚴謹的幼兒課程，這當中有幾位患有唐氏症。這些課程每星期大約上八小時。我的褓母也是我早期治療的另一個關鍵人物。她每周花二十小時的時間，不斷要我和妹妹玩輪流的遊戲。她很有技巧地運用了初級社交技巧訓練，儘管那時還沒有所謂社交技巧練習這個正式的名稱和做法。玩遊戲時，她不斷要我投入，並設計了一些必須頻繁輪流的活動，以及必須與他人互動的課程。冬天我們會到戶外玩雪。她帶雪橇來，我和妹妹必須輪流從山坡上滑下來。夏天我們輪流盪鞦韆。她也教我們坐在餐桌旁學習餐桌禮儀。教導和學習活動塡滿了我們的日常生活。我五歲時，我們進行大量的棋盤遊戲，譬如巴棋戲（Pacheesi，譯按：源於古印度的棋盤遊戲）和中國跳棋。我對藝術和動手製作東西的興趣也大大獲得鼓勵，而且我確實製作很多手工藝品。每天大多數的時間，我被迫把心思轉向外在世界。無論如何，我母親知道我的行爲一定有原因，而這些行爲不可能一夕之間改變，必須慢慢來。每天午餐後的一小時，我可以回到自閉的行爲當中，不會受到處罰。在這一小時裡，我必須待在自己的房間裡，有時候花上整整一小時旋轉一個原本覆蓋在固定床架螺栓外的裝飾銅片。我用不同的速度旋轉它，對於不同速度如何影響它的旋轉次數深深著迷。

發現徵兆，立刻行動！

當父母剛得知自己的孩子有自閉症時，他們最該做的一件事就是觀察孩子，拋開任何先入爲主的觀念和判斷，了解孩子如何運用個人能力，如何行動，如何回應他／她的世界。這些資訊是非常重要的依據，能夠讓你找出最適合孩子的學習型態及需求的介入方式。孩子年齡介於二到五歲之間的父母，最不該做的就是**什麼都不做**。不管孩子被正式診斷爲自閉症，或者廣泛性發展障礙非特定型（pervasice developmental disorder, not otherwise specified，簡稱PDD-NOS），還是定義更模糊的疾患，譬如整體發育遲緩，其實都無所謂。假使孩子還沒被診斷出來，但有些事顯然就是「不對勁」——語言能力嚴重落後，行爲奇怪而且重複，不跟旁人或環境互動——也沒有關係。孩子不該被容許整天淨做一些自我刺激的重複動作，或相反地，迴避周遭的世界。爸媽們，聽我一句話：**什麼都不做是你們最不該做的事**。假使你的孩子三歲大了還不會說話，而且顯現出自閉行爲的徵兆，你必須採取行動，**現在就開始**。如果徵兆出現在三歲之前，情況會更樂觀。縱使小兒科醫師建議你「再觀察看看」，或者老是跟你說「男生發育得比女生晚」、「每個小孩學會說話的時間不一樣」，也千萬別就這麼等個一年半載地觀察情況。如果你孩子的語言能力準時發展，但是語言或行爲卻一直在**退化**，我則要加倍強調，立刻採取行動。

不管是申請診斷還是早療機構，父母親也許會發現自己排在候補名單上。在某些案例裡，等到孩子終於候補上了，年齡卻已經超過州立早療機構的年齡限制（出生至三歲）！在正式的專業介入開始之前，父母可以跟孩子一起努力的事有很多。進行輪流遊戲和鼓勵眼神的接觸。祖父母親因爲帶孩子經驗豐富，可以提供很多協助。及時在這段期間與孩子互動跟讓他上課一樣有效果。雖然你很可能（還）不熟悉各種自閉症的介入取向，但是你已經夠聰明也夠有動力，做到每星期和孩子互動二十個鐘頭以上。**別再等了，現在就行動**。

無需介意掛上病症的標籤

以結核病或癌症爲例，疾病的診斷通常是很精確的。實驗室化驗可以明確指出你得了哪種病。很遺憾的，自閉症、亞斯伯格症或廣泛性發展障礙（PDD-NOS，一般指非特定型）的診斷不如癌症醫事檢驗精確。沒有哪一種實驗室化驗和腦部掃描能對自閉症類疾患（autism spectrum disorder，ASD）進行明確的診斷。也許將來會出現精確的檢驗方法，但在二〇〇八年的今天尚不存在。

醫師經驗決定檢驗的精確度

發展障礙的診斷以多數醫生都會使用的「醫師手册」裡的行爲特徵描述爲基準：亦即美國精神醫學會出版的《精神疾病診斷與統計手册第四版》（*Diagnostic Manual of Mental Disorders, 4th edition*，簡稱 DSM-IV）。進行診斷時，醫生根據手册來判斷孩子的行爲特徵最符合哪個病症的描述。發展障礙的診斷是個主觀的歷程，《精神疾病診斷與統計手册第四版》應該是醫生可以倚賴的工具之一而已。症狀重疊的情形很常見，因此醫生的經驗對診斷的準確性影響重大。比方說，處理自閉症類疾患很在行的醫生，他們診察過形形色色不同年齡、不同發展階段的孩子，顯然比某位只有處理過幾個自閉症類疾患案例，並在鄉下地區開業的一般小兒科醫師更能做出準確的診斷。心理學家和醫師之間對診斷往往意見分歧，有些臨床醫生完全不甩《精神疾病診斷與統計手冊第四版》準則，而是根據自己的經驗診斷。有些醫生甚至擔心家長情緒上受不了，因此避免做出自閉症的診斷。

容易被忽略的亞斯伯格症

要正確診斷出孩子的自閉症，孩子必須出現口語表達遲緩或沒有語言能力，同時伴有其他行爲、社會技巧和遊戲技巧方面的障礙。行爲方面的指標有：缺乏眼神接觸、重複性行爲，譬如拍打、搖晃以及迴避與人互動或者興致不大。這些症狀必須出現在三歲之前，而且與同齡孩子的一般表現存在顯著的落差。符合廣泛性發展障礙之診斷標準的孩子，症狀也同樣出現得早，不過他們的自閉行爲通常比較少或者比較輕微。亞斯伯格症在自閉症類疾患中具有比較輕微的差異性，最主要不同在於這些孩子沒有明顯的語言遲緩現象。他們也頗有才華，由於口語表達不成問題，而且往往在某方面擁有高智力的表現，因此很容易被遺漏。無論如何，他們的感覺問題和廣泛的社交障礙，就訓練有素的人來看通常很明顯。他們往往孤癖，沒什麼朋友，是和群體格格不入的怪胎、討厭鬼、獨行俠。被診斷出自閉症或廣泛性發展障礙的孩子，平均年齡通常介於三到四歲之間，但亞斯伯格症患者通常要到八、九歲才被診斷出來，而且有很多誤診。因爲亞斯伯格症有很多症狀和其他疾患重複，譬如注意力不足過動症、學習障礙或識字困難。我想再強調一點，隨著孩子的狀況因治療而改善，診斷有時也會跟著改變，在某些案例裡，孩子的狀況甚至大幅進展到可以拿掉自閉症類疾患這標籤。無論如何，自閉症和亞斯伯格症是一種終身疾病，起因於腦部的生物醫學性病變，無法徹底擺脫。

案例激增？抑或警覺提高？

過去十至十五年，自閉症類疾患的案例令人憂心地大幅增加，引起了諸多爭議。毫無疑問地，這多少是因爲自閉症診斷的光譜範圍擴大了。亞斯伯格症納入教育單位的「正式」診斷不過是一九九四年的事，自此以後，隨著我們愈來愈知道有這麼一群人存在，我們對患有這類病症兒童或大人的覺察力也急遽拉高。如今小兒科醫師也更能警覺到自閉症類疾患，做父母的也一樣，當他們發現孩子就是有些「不對勁」時，也比較會大膽地跟醫生表述他們的想法和擔憂。儘管覺察力提升，下診斷的光譜範圍擴大，我依舊認爲所謂的**退化性自閉症**（regressive autism）案例確實增加了。就典型的自閉症來說，從出生一開始就出現了警訊。但是就退化性自閉症來說，孩子出生後發育得很正常，不管是口語表達、動作能力和社會性發展都達到了正常的發展標竿，直到一歲半至兩歲之間，這些功能忽然走下坡。華盛頓大學的道森教授（Geraldine Dawson）藉由分析兒童生日派對的錄影帶，證實了退化形式這類自閉症的存在。對自閉症類疾患警訊多有研究的其他自閉症研究者，譬如巴爾的摩約翰霍普金斯大學甘迺迪克瑞格研究中心（Kennedy Krieger Institute）的若貝卡‧蘭德博士（Rebecca Landa）也注意到同樣的退化。這現象背後的原因尚未定論，至今最有可能推測是，這些孩子的免疫系統天生存有缺陷，因此很容易受到環境的單一侵害或綜合侵害，因而誘發了自閉症。

別因自閉症標籤低估了孩子的潛力！

自閉症的光譜範圍非常廣泛，從始終停留在完全無法口語的人，到患有亞斯伯格症並且努力要搞懂人情世故的天才科學家都涵蓋在內。無論如何，陸續還是有孩子被診斷爲自閉症、廣泛性發展障礙或亞斯伯格症，我想提醒家長和老師一句話：無需掛意這些標籤。就獲得協助，或讓他們擁有資格接受特殊課程或經濟協助來說，標籤很好用。但千萬別用這些標籤來界定孩子，或要求孩子非接受什麼樣的課程不可。自閉症類疾患變化多端，每個患者表現出來的症狀內容或強度都不一樣。注意力永遠要放在孩子身上，別在意孩子身上的標籤，而是以孩子個人的優缺點、學習模式和個性等等爲基礎來決定治療方式。假如針對每個標籤我們都有一套證實有效的治療方式來對應，家長和教育者或許就會省事許多。有自閉症啊？那就用治療方案甲、乙或丙。亞斯伯格綜合症？就用治療方案一、二或三。然而實際情況卻不是如此，恐怕永遠不會如此。我們大人太常根據自閉症類疾患這標籤胡亂猜測有這個病的人會如何表現。**絕對**別讓這標籤降低你對孩子的合理期待，低估孩子的學習能力，若是如此，你會奪走孩子學習和成長的經驗和機會。也會奪走孩子的潛能和未來。就因爲一個標籤？

發展性疾患之間的分野很模糊又不精確，找不到涇渭分明的界線來區分自閉症、廣泛性發展障礙和亞斯伯格症。自閉症類疾患的光譜非常廣泛，我們對這些人愈了解，就愈能欣賞他們表現出來的無限力量與挑戰。別讓我們因標籤產生的成見，局限了這些孩子與大人的生命。

把目光放在人身上，而非標籤上。

二〇一〇最新診斷：界定標準的改變

美國精神醫學會，也就是《精神疾病診斷與統計手册》的作者，正研擬對第四版進行大幅度的修訂，預計在二〇一三年完成。在廣泛性發展障礙（PDD）這個類別裡，也就是涵蓋了各種形式自閉症在內的大類別，他們打算把亞斯伯格症和廣泛性發展障礙非特定型（PDD-NOS）從中移除，改而另立一個名之爲「自閉症類疾患」（ASD）的診斷項目。在研擬中的《精神疾病診斷與統計手冊第五版》裡被歸類爲自閉症類疾患者，必須在幼兒時期就已出現症狀，然而症狀開始出現的年紀則不再加以定義。也沒有明確的標準來界定口語表達的遲緩。研擬中的準則把症狀削減爲兩個主要領域：社會面和行爲面。它強調這疾患固有的社會性違常。此外，兒童必須出現三種違常行爲當中的兩種，譬如刻板化（重複性）肢體動作或口語表達、僵化的例行行爲或儀式化的行爲模式，或限定、固著的興趣。從好的一面來看，研擬中的準則認可了自閉症光譜內個體的感覺敏感性，這一點直至今日仍未被納入診斷。他們研擬把「不尋常的感覺行爲」納爲行爲表現的一種。

新版本的未來與發展危機

相較於目前的《精神疾病診斷與統計手冊》標準，新版的準則顯得相當模糊。很遺憾地，這會打開方便之門，讓使用者用以滿足自己的利益，而不是符合那些需要協助的孩子的利益。我發現有些學校機構已經援引研擬中的新版標準拒收自閉症孩子入學，而且把表現出情緒障礙（Emotion Disorder，簡稱ED）、對立性反抗疾患（Oppositional Defiant Disorder，簡稱ODD）或情緒失調症（Temper Dysregulation Disprder，簡稱TDD）

這類症狀的孩子貼上自閉症標籤。

根據研擬中的準則，被歸類爲情緒失調症的兒童年齡必須達六歲或以上，而且最明顯的癥狀就是經常突然鬧脾氣。任何年齡的孩子都可能被歸類爲對立性反抗疾患，其主要症狀是反抗性強、有報復心、憤怒難消。這些也都是自閉症類疾患會出現的症狀，但是自閉症類疾患兒童所需要的協助，卻不是這些疾患處置所著重的。

我的擔憂是，眞正需要自閉症處置的兒童會被歸類爲其他類疾患，好讓教育單位少花點錢。預算縮水的教育機構愈來愈有可能這麼做，到頭來，吃苦受罪的是這些孩子。然而長期下來更駭人的後果是，當這些孩子長大成人，每年要花在照護他們的稅收，若沒有數十億，也將有數百萬之多。長期而言對所有人來說，趁這些孩子還小的時候，就施以適當的處置才是最划算的。

適合自閉症類疾患幼兒的經濟實惠課程

家有自閉兒，就準備花大錢？

我很幸運，在一九五〇年代初期的成長歲月裡接受了很先進的早期介入（早療）與教育。儘管當時的醫學對自閉症缺乏理解，更遑論如何治療（除了住院之外，而這是當時很常見的處置方式），但是我母親在我滿三歲時讓我就讀一家很棒的語言治療幼兒園，同時請了一位褓母來，她每星期花大量的時間跟我玩輪流的遊戲和她設計的好玩活動。此外，我的家教嚴明，小孩子都必須嚴格遵守社會的禮儀規範。幸好我父母親的經濟狀況足以負擔那些課程，這些課程有助於我發展，也爲我奠定了良好的基礎，使我在成長及獨自探索世界的過程中，各方面的功能都發揮良好的運作。把通貨膨脹這類因素考慮進來之後，和現今的早療課程費用相比，我的花費約莫算是中等。現今很多課程都昂貴許多。

預算有限的家長能夠爲自閉兒找到好的課程嗎？答案是肯定的，只要花一些心思和規畫。我訪問過一些父母，他們自行擬出一套成功的早療課程，懂得閱讀一些相關書籍吸收概念，並且善用義工資源。父母親協助自閉症孩子的動力與決心跟教育孩子一樣重要。家長最糟糕的做法之一，就是放任孩子成天看電視和發呆，對周遭的一切毫無所察。這段寶貴的時間一旦浪費了就再也追不回來。

以學校為資源，把治療延伸到家庭環境

研究和實務經驗均指出，每周二十小時以上和大人一對一的密集互動，能夠改善自

閉症孩子的語言和其他行爲。美國很多公立學校每周只提供一、兩小時的語言治療、職能治療或行爲治療，若想要眞正發揮療效，這樣是不夠的。因此父母親必須主動，自行補充一些訓練課程。

我會建議遇上這種情況的父母親，把學校的治療師當「教練」，向他們討教自閉症的相關知識以及如何在家進行更密集的治療。在家幫忙帶孩子的親人或義工（譬如說有位祖母就自願帶四歲大的自閉症孫子）如果可以每周到學校去觀摩專業治療師如何訓練孩子，也會很有幫助。透過觀摩「實作」教學所累積的寶貴資訊是讀再多書也得不到的。反過來說，偶爾聘請治療師來家裡，花一、兩小時觀察居家環境中的活動進行也很有用。有時候在課程活動上稍稍做點變化會帶來完全不一樣的效果，這往往需要專家的指點才行。每周的碰面聚會也是討論孩子進步程度、評估下周目標的最佳時間，如此一來，所有人都能夠掌握孩子進步的情況和課程的調整。

善用人力資源，發揮學習效能最重要！

教會和民間團體是尋找幫手的絕佳場所。其他資源還包括地方上的高中生或大學生。找義工來幫忙時，要明確說明他們的任務。比方說，祖母樂意陪孩子「玩」或「步驟簡單的反覆練習」——這些是大多數人都會的熟悉技能。然而假使你請這同一批祖母去「進行一些專爲自閉症兒童設計的行爲治療課程」，她們很可能就覺得自己無法勝任。大多數人都對那一類的課程內容毫無所悉，他們會認爲只有大學學歷的人才做得來。你務必要說明，你（或其他人）會幫助他們對自閉症有基本認識並提供基本訓練，好讓他們將來眞正上陣後，可以有能力去因應實際情況。有些人眞的對幫助別人很有興趣，只要好好訓練他們該怎麼做就行了。

我發現，有些老師和治療師對教導自閉症孩子很有一套，有些則不然。被動的做法並不管用。父母親要找的是能夠持之以恆、有辦法激勵孩子學習、以孩子爲中心考量、讓孩子有效學習的人，而不是硬要孩子照著指示做的人，不管他是專業或非專業人士。如此一來孩子自然而然會投入其中，這是所有有效的自閉症教學的根基，不論學費高低。

自閉症患者的不同思考方式

近來關於腦部的研究，尤其是針對自閉症類患者的大腦研究，多少證實了心理學對人類思考與情緒的看法。我們愈來愈了解腦神經通路如何形成，以及生物性因素對於人類行爲的影響程度。

主要三種思考型態

小時候我總以爲每個人看到的世界都跟我的一樣，也就是說，大家都是用圖像來思考。我初踏入社會時，曾經和屠宰場一位被我說很笨的工程師發生激烈爭吵。他設計了一件在我看來瑕疵百出的設備。我的圖像式思考讓我能夠在腦中「測試」我設計的器具，就像在電腦的虛擬實境中操練一樣。經由這種測試，我可以在動手製作器具之前先找出錯誤。現在我才懂他的問題不在愚笨，而是在於他缺乏圖像式思考。我花了多年時間才了解到，絕大多數人都沒辦法進行圖像式思考，思考圖像化的能力甚至在某些人身上幾乎不存在。

落於自閉症／亞斯伯格症光譜上的所有心智，都會特別留意細節，但是專精的地方不同。

我訪問過很多在這個光譜範圍之內和之外的人，發現這些特殊的思考模式可分爲三種類型。要判知三歲兒童的思考類型是不可能的，通常要大到七至九歲，主要的思考型態才會變得明顯：

- 視像式思考／以影像式的眞實圖像來思考，我就是一例
- 音樂性和數理性的形態化思考
- 語文式思考（非視覺式思考）

由於自閉症的變異性很大，其思考方式也可能綜合不同類型。比方說，某個兒童具有強烈的音樂性／數理性思考，同時也具有出色的視像式思考能力，或者，一位語文式思考者很可能也擁有良好的數理或外語能力。在教導自閉症類疾患的孩子時，了解這三種思考模式變得很重要，最有效的教學策略是以孩子的特長爲基礎，並且訴諸他們的思考模式。孩子的特長最可能在五到八歲之間顯現出來，低於五歲的孩子通常很難看出優勢何在，除非有某些很了不起的能力已經展現出來。

視像式思考者

這類孩子通常很喜歡藝術和堆積木，譬如玩樂高，而且往往表現出繪畫天分。他們很容易專注於有實體物、必須親自動手的學習課程。但數學概念譬如加法減法，必須從孩子觸摸得到的具體物體來進行教導才行，同時也要鼓勵他們繪畫及其他藝術技能。假使孩子只畫某一樣東西，譬如飛機，則鼓勵他畫出其他相關物體，譬如飛機跑道，飛機棚或是駛向飛機的汽車。拓展孩子正在發展的技能可以幫助他們的思考模式更加靈活。記住一點，由於這類孩子的「母語」是圖像，口語反應需要多一點時間才會成形，每個提問都必須從語言轉化爲圖像才能開始進行思考，同樣的，答案也必須從圖像轉爲語言。視像式思考者往往在學習代數運算時出現障礙，因爲代數的本質是抽象的，不過有些人學習幾何和三角函數倒是輕易就上手。就職業選擇來說，視覺式思考者在藝術創作、圖畫設計、攝影或工業設計上會有不錯的發展。

音樂及數理式思考者

主導這類孩子的思考歷程的是形態（patterns），而不是圖像。音樂和數理都是形態的世界，擅長以這種方式來思考的孩子擁有很強的聯想力。他們喜歡找出數字之間或音符之間的關係。有些孩子可能擁有天才般的算數能力，或樂曲只聽過一次就能彈出來。音樂才能往往無師自通，這類孩子通常只要給他一台鍵盤或其他樂器就能自行學習。長大後，形態思考者往往在電腦程式、工程或音樂方面表現突出。這類孩子在數學方面的表現應該都會高出其他孩子好幾級，端看他們的能力而定，但是在閱讀上都需要特別輔導，這方面他們可能落後一大截。

語文式思考者

這些孩子喜歡條列和數字。他們會記住公車時刻表和歷史大事紀。興趣通常涵蓋歷史、地理、氣象和運動賽事統計。他們不擅長視像式思考。家長和老師可以運用他們這些興趣和天分來激勵他們學習比較不感興趣的學科。有些語文式思考者是語文奇才，輕易就能學會多種外語。我認識很多在行銷、舞台表演、會計、記實性／技術性文書處理和藥理學方面表現傑出的語文式思考者。

自閉症類患者的思考模式和「正常」人的思考模式明顯不同，因爲如此，他們的「不足」之處被過度強調，使得他們不同於常人但卻往往創新的思考方式沒有機會發揮，結果不了了之。儘管障礙和挑戰確實存在，但只要家長和老師配合孩子的基本思考模式來教導他們發揮自己的強項，孩子的學習就能突飛猛進。

高期待的效果

自閉症類疾患幼兒不像一般孩子那樣透過聆聽和觀察來學習。他們需要特定的教導才能學會別人經由吸收就能學到的事。好的老師在教學上要溫和而堅定，才能讓自閉症類疾患幼兒有所進步。他必須夠細心而不會讓孩子在感覺上負荷過重，但同時多少也得闖入孩子那不管是充滿自我刺激的行爲或是沉默退縮的世界裡，好讓孩子能夠參與學習。

避免感覺超載

孩子稍長之後必須接觸不同的事物，才能刺激他們在生活的不同領域裡持續學習。

他們也必須符合社會期待，表現出合宜的社會行爲。回首童年，母親逼迫我做一些我不喜歡的事，但那些活動確實讓我受益良多。我從中磨練了社交技巧，與不熟識的人交談，建立自信心，並且學會去應付突發的變化。這些活動從來沒有帶給我感覺超載這個大問題。母親也許會逼我做某些事，但是她也很了解，千萬不能把孩子逼進感覺超載的痛苦裡。

五歲大時，我被要求盛裝上教會，而且不管在家或去爺爺奶奶家出席正式的晚餐，全程都要乖乖坐在椅子上。要是我不守規矩，就得面對後果，喪失對我來說意義重大的某種權利。所幸，我們教會有一座很漂亮的舊式管風琴，我非常喜歡。做禮拜的大半時間我都覺得很無聊，但那管風琴多少讓我能夠坐得住。現代教會裡放大音量的響亮樂聲對我這類人來說，恐怕會有感覺負荷過度的問題。

用適度逼迫衝破先天局限

我不想學騎腳踏車，但我被逼著去學。母親總會測試她可以對我施逼的限度何在。在我錯失了一趟騎腳踏車遊可口可樂工廠的郊遊之後，我開始自動自發學騎腳踏車。

十幾歲時，我有機會去造訪亞利桑納州阿姨家的牧場。那個時期，我不時會有恐慌發作，所以很怕出門。母親依然要執意我前往，並承諾我可以在兩個星期內回家。我一抵達就愛上了那裡，結果待了整個夏天。安阿姨成了我重要的人生導師。如果我被容許一直待在家裡，我在牲口設備設計的職業生涯就不可能起步。

我往往得一定程度地逼迫自己嘗試新事物。我很會建造東西，但不敢自己上木材行買材料。母親鼓勵我自行前往，當她知道什麼樣的學習對我有益，她從不讓自閉症變成我退縮不前的藉口。結果我哭著回家，但還是抱著木材回來。從此，上木材行變成一樁輕鬆的事。我這輩子做的頭幾個工作之一，包括上司要求我跟牛畜雜誌進行「電話行銷」，請他們刊登我的文章。我克服了最初的恐懼之後，發現自己對於把文章登上全國性牛畜刊物這件事還滿擅長的。在上述這些例子裡，母親或上司都必須督促我去做某些事，儘管我很害怕。然而我學會的事都是無價的，尤其是對自己的認識。

我開始接設計機具設備的案子之後，起初有位客戶對我的設計不盡滿意，我差點要放棄這項事業。我那非黑即白的思維讓我深信，客戶應該要百分百滿意。幸好我的好朋友吉姆・霍爾（Jim Uhl），製造我設計機械系統的承包商，不准我收手不幹。他積極地督促我、說服我，並請我再給出另一張設計圖。我交出新的設計圖時，他大爲讚賞。而今我懂得，要客戶百分百滿意是不可能的。

假使母親和事業伙伴沒有逼迫我去做一些事，我的人生和事業很可能會脫軌、觸礁。母親從不容許我成天在家無所事事，從不認爲自閉症會讓我變得無能。事業伙伴一直在背後支持我，督促我做事。我的這些人生導師都是成人特殊教育的好老師，他們對待我的溫和與堅定，正是教導三歲自閉症兒童的教育者所需要的。總而言之，自閉症類患者有能力學習，也可以出人頭地，只要他們周遭的人相信他們有能力，而且對他們懷有高期待。

天寶博士的小叮嚀

☆最有效的教學策略，是以孩子的特長為基礎，並且訴諸他們的思考模式。

〔第二章〕

上學去

好的老師了解，要讓孩子學到東西，教學方式一定要配合學生的學習方式。

教學與教育

每個自閉兒都有他自己的個性和長處短處，與一般孩子沒兩樣。他們可能活潑外向或害羞內向，性情開朗或古怪，喜愛音樂或數學。家長和老師很容易忽略這一點，由於他們將孩子的每個舉止或反應都歸因於自閉症或亞斯伯格症，因而認爲孩子需要密切注意和「矯正」。在我看來，教育自閉症兒童，目標不在於把他們變成一般（亦即「正常」）同儕的翻版。如果你仔細想想，會發現一般人顯現的所有特質也不見得全都可取。比較有意義的觀點是，教導孩子在這社會的學校及人際能力方面可以發揮功效，並且鼓勵他們努力善盡其長。對孩子和家庭來說，自閉症不是死刑，它帶來莫大的挑戰，也在孩子身上播下了獨特才華和能力的種子。父母與學校老師的責任，就是要發掘這些種子，滋養之，使之成長茁壯。這不僅是教導教育一般孩子的目標，也應該是教育自閉症類疾患孩子的目標。

自閉症類疾患兒在功利教育系統下的隱憂

由於自閉症類疾患者的思考模式很不一樣，家長和教育者需要從一個新的參考點來施教，也就是說，要配合孩子的自閉式思維。期待自閉症類疾患孩子使用對一般孩子來說「永遠奏效」的傳統課程和教學方法來學習，等於一劈頭就埋下失敗的苦果。這就好比把一個小小孩抱上大人的座椅上，並期望他可以用腳踏到地板一樣。這樣很可笑，不是嗎？可是令人驚訝的是，很多學校和教育者仍然這樣對待自閉症類疾患的學生。好的老師了解，孩子能夠有所學習，教學方式一定要配合學生的學習風格。在教導自閉症以及特別是亞斯伯格症學生時，光是配合孩子的學習風格來決定教學方式並不夠。教育者必須把這觀念往前再推進一步，並隨時謹記，學校裡自閉兒的社會性思考框架並不成熟，而他們的這一面正是大人難以了解、想像以及應付的地方。我們的公立教育系統立基於一個假設，那就是孩子入學時已具備基本的社交技能。自閉症小孩——最明顯的障礙就是缺乏社會性思維——在入學時，這方面其實落後其他同學一大截。不了解這一點的老師，在教授傳統課程之餘，就算額外教導他們社會性思考和社交技巧，也只會限制他們的學習和成長。

是否回歸主流？

五歲時我開始和普通孩子一樣，去一所小型學校就學，按照今日的用語，就叫做「回歸主流」（mainstreaming）。在此我要強調一點，這樣的安排對我之所以奏效，是因爲課程結構與內容符合我的需求。這學校教的是結構嚴謹的老式課程，一班只有十二名學生。校規嚴明，執行一貫，學生都必須遵守規矩，違反校規就會遭受處罰。學校環境相當安靜，而且受到掌控，沒有高度的感覺刺激。在這樣的環境裡，我不需要有人從旁協助。相較於現今的學習環境，每班三十名學生，只有一位老師，課程結構比較鬆散，學校也大得多，沒有一對一的直接協助，我肯定適應付不來。

在自閉症光譜上的小孩是否要回歸主流小學這問題，需要考量很多因素。跟無數家長和老師討論過後，我獲得一個結論：關鍵在於學校本身及該校教師的素質。回歸主流是值得追求的目標，在理想的情況下──所有變數都有利於自閉症類疾患的孩童──這將是高度正面的經驗。但是現實情況卻往往相反：教師缺乏訓練、大班教學，個別指導的機會有限，也缺乏資金聘請一對一的輔助教學專業人員，在在使得教學環境極其不利於自閉症類疾患的學生。對於上小學年紀的高功能自閉症兒童而言，我通常會主張回歸主流，因爲對他們來說，從正常發展的孩童身上學習社交技巧很重要。若是在家自學或上特教學校的孩子，一定要定期跟正常的同儕互動相處。而對於口語表達困難的孩子來說，回歸主流只在某些情況下奏效──同樣的，關鍵在於學校的素質、對教育自閉兒的專精程度，以及課程規畫。對於口語表達障礙或認知能力受損的自閉症兒童來說，尤其是有嚴重的干擾行爲，並需要特別關注的孩子，特教學校也許是比較好的選擇。

教師素質與校方支持才是關鍵

家長經常會問我，是否要替孩子轉學。我的答案是，問問自己這個問題：「孩子目前是不是有進步？」如果答案是肯定的，我通常會建議留在原校，然後討論看看是否需要增添額外的課程或在課程上進行調整。比方說，上體育課時特別留意一下，或改善他的感覺問題，或多加幾小時個別化的應用行爲分析治療或社交技巧訓練，孩子就會有大幅進步。不過話說回來，假使孩子沒怎麼進步或壓根沒進步，校方態度不支持，或者沒有因應自閉症類疾患學童的不同需求和學習風格來施教，做父母的經常要努力爭取一些甚至是最基本的教育品質時，也許轉校才是上策。當然這需要父母親多花心思和時間，但重要的是父母親要時時記得終極目標爲何——在一個溫暖支持的環境裡，盡可能給孩子最多的學習機會並習得所需的技能。父母一再跟學校系統抗爭，不管是在個別化教育方案（**IEP**）的會議裡，或透過合法訴訟程序，企圖打贏不關心孩子的一群人，對誰都沒有好處，至少對所有孩子來說無益。可悲的是，這類劇碼不斷在全國各學區的各級學校上演。校方與家長交手衝突好幾個月，在很多案例裡甚至長達數年之久，把可以用來教導孩子的寶貴時間都浪費掉了。孩子——以及孩子的需求——永遠要擺在第一位。如果學校不以孩子爲重，那麼家長就應該另找一間看重孩子的學校。

我要重申之前提過的一點：關鍵在上課**教師的素質**。我來舉個例，有個小三學生就讀一所頗負盛名的好學校，可是他的老師都不喜歡他，也不想了解他的學習風格並調整教學方式。這孩子討厭上學。我建議父母親替他轉學。他們這麼做了，這孩子目前在新學校裡表現良好。從我跟家長和老師的訪談裡，我也觀察到，小學是公立或私立並不重要，這很少成爲問題。比較重要的是在地的條件：校內有學習障礙的學生比例爲何？校方對於教育這群學生的理念爲何？教職員是否受過自閉症類疾患的特教訓練？是否持續接受研訓？以及行政上對於教育這群學生的老師的支持。轉學與否必須視個案情況而定。

父母的內疚

很遺憾的，現今社會裡某些開辦特教學校的個人和團體，往往抓住父母親的內疚心態，販賣治療服務或商品給自閉症社群。天下父母都想給孩子最好的，因爲剛得知孩子有自閉症的父母可能格外脆弱。這類業者透過廣告或親自登門造訪，暗示父母如果沒買他們的課程或商品，或者沒買他們推銷的任何東西，就是不盡職的父母，或者沒「盡一切力量」來幫助孩子。有些不肖商人更是離譜到跟家長說，若不使用他們的課程或產品，孩子這輩子就完了。有位家長打電話告訴我，他們遇上了這種情形。他們打算賣掉房子，籌錢把四歲大的自閉症孩子送到另一州的特教學校去。我問他，孩子就讀當地公立學校有沒有學到東西、有沒有進步？這位父親告訴我，孩子有進步。但是那特教學校大肆宣稱，把孩子轉到他們的學校去會進步更多。我跟這位父親討論，這麼突然地把孩子送離開家，遠離他所熟悉的家人和環境，打斷孩子目前的生活，所造成的負面衝擊可能爲何。眞實會發生的情況極可能是孩子變得更糟，而不是更好。我們結束談話時，這對父母親已經決定把孩子留在原校，但會額外補充幾小時的一對一治療。

這一章的幾篇文章闡明自閉症類患者不一樣的思考模式和學習模式，也提供了很多幫助孩子有效學習的教學竅門。在這些從不同層面切入的主題裡，我認爲格外重要的有幾個：發展孩子的特長、運用孩子的嗜好來激勵學習，以及教導孩子一輩子受用的問題解決能力和思考能力，而不僅限於在學校生活裡派上用場而已。

找出孩子的特長

我在二〇〇五年《自閉症／亞斯伯格症文摘》刊的一篇文章裡，討論了高功能自閉症及亞斯伯格症者所擅長的三種不同思考模式。這類孩子通常有某項特長，但也有某項缺陷。很多家長和老師問我：「要怎麼看出孩子的特長？」孩子至少要進小學後，特長才會顯現出來。從很多案例來看，我們很難看得出五歲以下孩子的特長。在某些案例裡，孩子要等到比較明顯的感覺問題或行爲問題得到矯正之後，特長才會顯現出來。

主要三類特長的思考模式

第一類是視像式思考者，他們透過逼真的圖像來思考。我就屬於這一類，我腦袋運作的方式跟谷歌（google）圖片檔很像。念小學時，我的視像思考能力表現在藝術和畫畫方面。屬於視像式思考的孩子長到三、四歲時，通常畫了很多美麗的圖畫。我就是運用了視像式思考能力設計出牲口屠宰設備。視像式思考者通常會走上繪圖藝術、工業設計或建築師這些行業。

第二類是形態思考者，他們往往對音樂和數學很拿手。他們看出了數字之間和聲音之間的關係和形態。上小學後，有些這類型的小孩已經能夠把某種樂器彈奏得出神入化。另有些則對音樂和數學都很在行，還有另一群人熱愛數學，但對音樂不感興趣。讓這些孩子挑戰進階數學很重要，如果他們被迫做「娃兒」等級的數學，會覺得很無趣。如果某個小學生會做高中數學，他就應該被鼓勵去讀高中數學。視像思考者和形態思考者往往很會堆積木或玩樂高遊戲。模態思考者在工程、電腦設計和音樂方面會有很出色的發展，但在閱讀和寫作方面，他們經常需要額外的協助。

第三類是語文式思考者。這類孩子是語文專家，只要是感興趣的科目，他們簡直是博學多聞。這類孩子有很多都喜歡歷史，而且作文能力也很不錯。語文式思考者和視像式思考者很不一樣，他們通常對藝術、畫畫或樂高遊戲沒什麼興趣。這類語文專家往往可勝任新聞記者、語言治療師等類別的行業，並且在需要仔細記錄的工作上表現亮眼。

如何發展特長？

教育者太常著眼於孩子的缺陷，卻忽略發展他們的強項。大多數的視像式思考者和部分的模態思考者沒辦法做代數運算。代數運算是我的罩門，因此我也不會幾何運算或三角函數。再多的代數練習都是枉然。我始終搞不懂，是因爲我無法把代數變成圖像來思考。我在研討會上提出這個觀點時，發現很多高功能的孩子和大人也不會做代數，但會做幾何運算和三角函數。他們應該拿這些高等數學來取代代數。對於某類腦袋來說，代數不是幾何學和三角函數的先決條件。教育者必須了解到，這些人的思考模式很不一樣，對一般心智狀況的學生來說奏效的，對高功能自閉症者來說往往並不然。我修過了大學數學，因爲在六〇年代，有限數學取代了代數，其中的機率和矩陣我還算是讀得來。雖然讀得很吃力，但在家教的協助下，勉強還可以應付。我可以把有限數學的內容視覺化，如果我當時被迫修習大學代數，大學數學一定會被當掉。學生應該可以拿高級數學取代代數才是。有位母親就告訴我，她兒子在大學物理學一概拿甲，但是他高中就是沒辦法畢業，因爲代數不及格。

總之，只把焦點放在高功能自閉症／亞斯伯格症者的缺陷上，無益於幫助他們進入校園之外的眞實世界。屬於高功能自閉症這一端的人多數都擁有某個特長，只要加以培養開發，就能發展成具有市場潛力的職業技能。老師和家長必須從孩子小時即著手培養這些特長，而且初高中階段也要持續下去。如此一來，我們才能提供機會給這些人，在未來職業生涯裡開創一片天地。

教孩子歸納和類化

很多自閉症大人和小孩沒辦法把他們知道的事實融會貫通，形成概念。對我來說，運用視像化思考來形成概念和類化是很有效的方式。以下說明我如何進行，也許可以有助於父母和專家教導自閉症孩子學會歸納並形成概念。

由簡而繁，從分門別類到形成概念

小時候我知道貓和狗不同，因爲狗的體型比貓大。但鄰居有天買了一隻小臘腸狗，從此我再也不能以體型大小來分辨。臘腸狗蘿西的體型和貓差不多。我記得自己直盯著蘿西瞧，想找出我們家黃金獵犬和蘿西在視覺特徵上的共通之處。我注意到，所有的狗不分大小都有同類型的鼻子，因此基於這個只有狗才有，而貓沒有的特定外觀特徵，狗必須歸爲有別於貓的另一類。

歸類的能力是可以透過教導學會的。幼稚園的小孩子可學會分辨紅色的或方型的物體。亞利桑那大學的科學家愛琳・派普伯格（Irene Pepperberg）教會她的鸚鵡艾力克斯分辨、指認不同顏色和形狀的物體。這隻鸚鵡可以從裝有紅色球體、藍色方型積木體和紅色積木的盒子內挑出所有的紅色正方型積木。牠懂得根據顏色、形狀和大小將物體分類。教導自閉症小孩及大人歸納和形成概念，要先從諸如顏色及形狀等簡單的分類著手，藉此幫助他們了解，他們腦子裡的很多事實是可以分門別類的。

類化的重要性：教導諸如危險之類的概念

很多父母親問我：「要怎麼教導我的孩子別跑到街道上？」或「在我們家他知道不可以跑到街道上，可是在爺爺奶奶家他就會跑到街道上。」就前者而言，孩子毫無危險的概念，後者則沒辦法把在自家學到的概念類化到陌生的屋子和街道上。

對於透過圖像來思考的心智來說，危險這概念太過於抽象。我一直不懂被車撞到是很危險的事，直到有天我看見路上有隻被壓扁的松鼠，褓母告訴我，牠就是被車子給輾過的。那隻松鼠被輾斃了，一點也不像電視卡通裡演的那樣安然無事。於是我懂了被車子輾過的因果關係。

松鼠事件之後，我如何懂得街上所有的車輛都是危險的？這就像學習紅色或方形圓形的概念一樣，我必須學會，不管自己身在何處，所有的車輛和街道都有某種共通的特徵。當我還小時，安全的觀念是透過一本關於交通安全的童謠書灌輸到我腦袋裡的。我哼哼唱唱著「跨越街道之前一定要先看淸左右都沒有來車」。爲了幫助我類化這個觀念，褓母會帶著我和姊姊在附近街坊散步，要越過不同的街道時，她會要我左看看右看看，確定沒有來車再通過。導盲犬也接受同樣的訓練。這類的狗必須能夠認出停止號誌、十字路口和陌生區域裡的街道。受訓期間，牠會被帶到形形色色各種街道上見習，在視覺、聽覺和嗅覺上形成記憶，基於這些記憶檔案，狗得以在陌生的地方辨識出街道。

從具體事物去推演類化

不論是要教導盲犬或自閉症者認識街道的概念，都必須讓他／牠們看過一條以上的街道才行。自閉性的運思需要從具體事物去推演類化。要學會狗或街道的概念，我必須看過很多具體的狗或街道後，大致的概念才會成形。少了儲存在我記憶銀行裡各式各樣具體的街道圖像，街道之類的概念是毫無意義的。

自閉性的運思總是以充滿細節的特定事物爲依據。老師和家長必須幫助自閉症孩子及大人把他們腦袋裡的所有小細節分門別類，形成概念，並且促進推演類化的能力。

開發天分的重要

大家談到自閉症時往往過於強調這類孩子的缺陷，反而對於開發他們所具有的特殊天分較不重視。天分之所以需要開發，是因爲這是自閉症／亞斯伯格症者職業技能的根基。繪畫或數學之類的能力需要被培養和提升。如果孩子喜歡畫火車，這興趣應該要加以擴大延伸到其他活動，譬如閱讀與火車有關的書籍，或是做從波士頓搭火車到芝加哥旅遊需要多少時間等這類的數學習題。

將興趣導向建設性的專業技能

壓抑孩子的特殊興趣肯定會鑄下大錯，不管那興趣看起來多麼古怪。就我本身來說，我在藝術方面的天分獲得了大人的鼓勵。上小學後，家母買給我專業級的藝術用具和一本關於透視繪畫的書。

大人應該把孩子固著的特殊嗜好導向建設性的抒發管道，而不是要孩子改掉它，然後變得「正常」。今天我之所以走上牲口設備設計這一行，是因爲我的天分得到充分發揮。我運用視像式思考來設計機具設備。十幾歲時，我發現當自己將牛隻送進「保定架」

（squeeze chutes，見譯註）裡時，牠們常有的焦慮竟隨之紓解，便迷上了保定架。嗜好若是得到適當的抒發，將轉化成莫大的驅動力。我的高中老師把我對保定架的興趣，導向對自然科學和其他學科的探索。他告訴我，如果我對感覺知覺的領域有更多的認識，就會懂得保定架所施加的壓力為何會為牛隻帶來鎮定效果。從此以後，我不再沒完沒了地談論保定架，然後把我所認識的每個人煩死，而是一股腦兒地投入科學研究。我最初對保定架的興趣，也轉向了對牛隻行為的研究，繼而轉入牧場機具設計，最後發展出我的職業生涯。

發展興趣天賦，讓生命更充實圓滿

這是把嗜好延伸為建設性作為的一個例子。老師和家長有時候會太過注重青少年自閉症的社交能力，結果忽略了培養他們的天賦。社交技巧很重要，不過自閉兒若是被奪走了特殊天賦，人生就會失去意義。「我因為思考和行動而存在，勝於我的感覺。」社會互動可以透過共同的興趣發展出來。小時候我有很多朋友，因為其他小朋友喜歡跟我一起做勞作。高中那段艱苦歲月，我則是從特殊興趣的社團裡找到寄託。

譯註：畜牧業者用來固定牛隻，以便施打疫苗或烙印的器具，被加壓束縛的牛隻進到這機具內都很鎮定。

最近我在電視上看到一則自閉症紀錄片。其中介紹了一位喜歡養鷄的人，她因爲找到志同道合的人，生命從此有了意義。加入「愛禽俱樂部」後，她以養鷄達人的身分獲得社會認可。

興趣和天賦可以爲職業生涯鋪路。開發和培養這些獨特的才能，自閉兒的生命會更充實圓滿。

教導自閉症／亞斯伯格症者變得更靈活

行爲及思考的僵化，是自閉症／亞斯伯格症者的最大特徵。他們無法理解，打破規則有時候是可行的。我聽過一個案例：有個自閉兒受了重傷，卻不願意離開公車站牌求助。他被教導要等在公車站牌旁才不會錯過公車，他無法打破這個規則。大多數人基於常識，知道受重傷求醫比錯過公車來得重要，但對於這位年輕人來說並不然。

從日常變化，適應突發狀況

常識要怎麼教？我認爲要從孩子年幼時教導他們靈活思考下手。訂定規則對自閉兒有好處，但是規則或計畫有時候可以做一些更改，而且很有必要。小時候褓母常帶著我和姊姊進行各式各樣的活動。這種多樣化的安排可以防止僵化行爲形成。我變得比較能適應每天或每周的例行活動有所變化，當變動來臨時，我也應付得來。這原則也同樣適用於動物。牛隻若習慣吃由吉姆開紅色卡車運來的糧草，見到莎莉開著白色卡車前來時，牠們很可能會感到驚慌。爲了預防這個問題，作風先進的牧場會稍微更改例行活動，好讓牛隻學會接受些許的變異。

靈活運用特長與分類

教導靈活思考的另一個方法是運用視覺象徵，譬如混色遊戲。要搞懂某個複雜情況，打個比方來說，某個好朋友偶爾做出討厭的行徑時，我會想像把白色和黑色混在一起。如果朋友的行爲大多數都很和善，混出來的顏色是很淡的灰色，假使混出來的顏色是深灰色，就代表和這個人很難當成朋友了。

大人也可以藉由更改類別來訓練自閉兒的靈活度。物體可以依照顏色、功能和材質來分類。爲了測試孩子的靈活度，我會從我辦公室取來一些物品，攤在地板上，分別是釘書機、一捲膠帶、一顆球、錄影帶、一只工具箱、一頂帽子和幾隻筆。這些物品可以按顏色分成黑的、紅的、黃的。也可以視情況用來工作或玩耍。譬如說，用釘書機釘一疊紙是工作，用釘書機組釘風筝是玩耍。在每天的生活裡，像這樣可以教導孩子靈活思考的簡單情境屢見不鮮。

何時可以打破規則？

我們確實需要教導孩子，有些規則是放諸四海皆準而不能打破的。要教會自閉兒別擅自穿越街道，他必須要在很多不同的街坊學會這項規則；孩子需要把這個規則加以類化，訓練過程的其中一環，就是確保孩子懂得不能違反規則。然而話說回來，有些時候死守規則可能會造成傷害。孩子也需要學會有些規則是可以視情況改變的。緊急狀況就是可以打破規則的情境之一。

家長、老師和治療師可以相互接力，持續地教導、強化自閉兒思考模式的靈活度。但願我在此提供的一些點子，符合孩子視覺化思維的同時，也能發揮作用。

概念的教導

一般而言，自閉症者學習規則的能力良好，但是抽象思維的能力則發展不足。匹茲堡大學南西・明樞（Nancy Minshew）博士及其同僚所從事的許多研究，幫助教師理解自閉兒的心智運思。就這些心智狀態而言，學習規則很容易，但是學習靈活地思考卻很困難，必須透過教導才行。

透過分類遊戲形成概念

概念性的思考分三種層次：⑴學習規則，⑵分門別類，以及⑶創造新類別。分類的能力可以由以下方法來測試：把一系列物品置於桌上，譬如鉛筆、記事本、杯子、指甲銼、迴紋針、紙巾、瓶子、錄影帶等一些常見的東西。自閉症者可以輕易地指出所有的鉛筆或瓶子，也可以把這些物品加以簡單分類，譬如綠色的或金屬製品。基本層次的概念性思考大體上不成問題。

對自閉兒來說最困難的是創造新類別，而這才是概念眞正成形的起點。舉例來說，上述物品可以按用途（辦公室用品）或形狀（圓形／非圓形）分類。對我來說，杯子、瓶子和鉛筆顯然都是圓的。大多數人會把錄影帶歸爲非圓形一類，不過我可能會把它歸爲圓形，因爲內部的卷軸是圓的。

教孩子形成概念最簡單的方式之一，就是透過遊戲來練習類別的形成。舉例來說，杯子可以盛裝飲料，也可以裝鉛筆或迴紋針，就前者來說，是飲食之用，後者則是辦公室用品或工作用品。錄影帶可以用來娛樂或教學，端看內容而定。記事本可以用來記事、繪畫，或更抽象的，拿來當作紙鎭或玻璃杯墊。這類活動必須頻繁反覆地進行才有效，自閉兒要花更多時間才能學會用不同的方式思考。無論如何，持之以恆就會看到成效。

練習愈多，思考愈靈活

幫助孩子把各式各樣不同的分類方式「安裝在腦裡」，是發展靈活思維的第一步。練習的例子愈多，他們的思維就會愈靈活，思維愈靈活，就愈容易學會發展新的分類或概念。一旦孩子透過具體物品習得一些靈活思考的技巧，老師就可以著手把他們的概念性思考延伸到比較不具體的範疇，譬如練習把感情、情緒、臉部表情等加以分類。

靈活思考是非常重要的能力，卻往往被視爲——針對腦部有損傷的孩子——特教內容而受到忽略。其影響遍及孩子生活的各個層面：學校、家庭、各種關係、職業和休閒，不論現在或未來。家長和老師在擬定教學計畫時，必須在這方面多花一點心思。

由下而上的思考及學習的法則

對於自閉症類疾患的個體而言，他們形成概念的方式是把某概念的各種具體實例聚集起來，在腦裡建立一個視覺「檔案」。說不定有個檔案名爲「狗」，裡面充滿了形形色色各種狗的圖像——這些圖像綜合起來形成「狗」的概念。自閉兒的腦裡可能存有很多這類的視覺檔案，分別代表不同的概念（魯莽、輪流、交通安全等）。隨著年齡增長，新檔案會增加，同時舊檔案裡也會添加新的圖像。

由下而上，從特定到概括

自閉症患者的思考方式和非自閉症患者或所謂的「一般」人不一樣。他們的思考方式是「由下而上」，或者說，「由特定而概括」的。比如說，他們很可能必須看過大量各類的狗之後，狗的概念才會永久固定在腦海裡。他們藉由無數的特定實例來「建構」狗、交通安全等所有概念。

非自閉症患者或「一般」人的思考方式迥然不同，他們採用「由上而下」或者說「由概括而特定」。也就是說，形成概念在先，繼而再添進特定細節。舉例來說，他們對狗的模樣先有大致的概念，隨著看過的狗愈來愈多，才慢慢補進各種不同類型的狗（獅子狗、巴吉度獵犬、臘腸狗等）的細節。要是有人叮嚀他們跨越馬路之前要先停、看、聽，他們就知道在任何街區，任何一條街道上都要這麼做。

從特定實例出發，學習具體的概念

由下而上的思考可以用來學習非常具體的概念，也可以學習比較抽象的概念，從交通安全乃至於閱讀理解都包括在內。我將在下文舉例說明，先從最具體的開始，最後再談到較爲抽象的概念。無論抽象程度如何，所有概念都必須從衆多特定的實例開始教起。

教導基本的交通安全規則，譬如不可穿越馬路，一定要在不只一個地方重複教導，其目的是要把交通安全規則「類化」到陌生的環境。自家門前、學校周遭、隔壁鄰居家門前、爺爺奶奶家附近或喬治亞姑媽家的街道，孩子每到一個全新陌生的地方，都要演練一回。每個孩子需要多少不同的特定實例都不一樣。小時候我學會輪流玩一種名叫「巴棋戲」的棋盤遊戲。假使我對於「輪流」這概念的學習只限於這個棋盤遊戲，就沒辦法類化到其他情境裡，譬如跟妹妹輪流坐雪橇或玩玩具。在這些活動裡，我一直被叮嚀要輪流。我也從餐桌上學會輪流說話的概念。每次我長篇大論滔滔不絕，家母就會提醒我給其他人說話的機會。

多樣而具體的實例也可以運用在教導數字的概念之上。利用不同種類的物品來教導孩子數數兒、加法和減法，可以幫助他們把數字觀念類化。杯子、糖果、玩具恐龍、筆、火柴盒小汽車等都可以派上用場，把算數這抽象概念應用到眞實生活中。譬如說，5-3=2這道算數，可以轉變成：我有五顆糖，吃了兩顆後，剩下三顆。學習大於、小於或分數的概念，可以運用杯子裝不同高度的水量、切分蘋果或硬紙圓板。如果你只運用硬紙圓板，孩子可能會以爲分數的概念只用在硬紙圓板。教導大於、小於的概念，則可以運用大小不同的物品，譬如瓶罐、糖果、襯衫、積木、玩具車等。

學習較為抽象的概念

來到抽象的層次，我將舉一些例子，說明如何教導諸如「上」和「下」的概念。同樣的，你也必須運用很多具體的實例。

松鼠在樹「上」。
星星在天「上」。
我們把球往「上」丟到天空裡。
我們往「下」溜滑梯。
我們往地底「下」挖洞。
我們彎「下」腰綁鞋帶。

要徹底了解這概念，爸媽或老師說出這些包含了「上」或「下」的短句時，孩子得參與句子所指涉的活動。記得在「上」或「下」字特別加重語氣。如果孩子的口語表達有困難，可使用寫了「上」或「下」的圖卡加以輔助。

抽象概念的形成

最近有人問我：「妳是怎麼懂得粗魯行爲或良好的餐桌禮儀這類概念的？」關乎社會評價或社會期待的概念，對孩子來說極爲抽象，但是仍然可以透過某種方式來教導。當我在餐桌上做出不恰當的行爲，譬如拿著叉子亂揮，母親總會跟我解釋那是很不禮貌的舉止，而且解釋得簡單扼要。「天寶，拿叉子亂揮很不禮貌。」她很會利用隨機教育，幫助我懂得什麼樣的行徑是「不禮貌」。她教導我粗魯的概念時，利用多樣具體實例的方法也發揮了作用。當我做出粗魯的事，譬如當衆打嗝或插隊，母親會告訴我，這樣的舉止就是粗魯。漸漸地，「粗魯」的概念就藉由很多具體實例在我腦中成形。

閱讀理解

很多自閉兒在識字和發音方面都沒問題，但在閱讀理解上卻產生困難。首先，讓孩子把注意力放在具體事實上，譬如故事主角的姓名、造訪的城市，或從事的活動，如打高爾夫球。孩子通常比較容易理解這些資訊，之後再轉入文中比較抽象的概念。舉例來說，他們讀到：「吉姆吃蛋和培根」，但卻不會回答「吉姆吃了早餐、午餐還是晚餐？」這類選擇題。你可以教孩子把問題拆解分段，再掃描腦中檔案夾，看看有沒有適用的資訊。比方說，我會翻閱腦中的檔案，搜尋餐飯的圖片。相較於午餐和晚餐，蛋和培根與早餐的內容最吻合。

比較抽象的概念與聯想能力的發展需要時間。孩子必須不斷添加很多資料到他的大腦這部電腦裡，才能成功地進行抽象運思。這些資料來自經驗，這也就是家長和老師爲何必須提供大量機會，讓孩子反覆練習某概念或課程的原因。我是在老師用了很多不同的故事加以說明之後，才開始懂得這類概念。

激勵學生

在自閉症／亞斯伯格症光譜內的學生常見的一項特徵是，特別熱中於某個學科或特定科目，其餘的則完全興趣缺缺。在感興趣的科目上，他們可能表現得近乎天才，有的年紀甚至還很小。有家長跟我說，他們十歲大孩子在電力學方面的知識和一個大四生不相上下，或者，一個不到十歲的孩子在昆蟲方面的知識遠遠超越他的生物老師。然而，這些孩子儘管在喜歡的科目上孜孜不倦自動自發，但說到他們沒興趣的科目，一樣是提不起勁，意興闌珊。

以特殊喜好激勵學習動力

我高中時就是這樣。當時我對校內的功課一概不感興趣，但對我感興趣的事，則是非常著迷，譬如馬術表演、招牌噴繪和做木工。慶幸的是，家母和學校的幾個老師從我的特殊喜好切入並用來激勵我。我的理科老師克拉克（Carlock）先生把我對牛隻「保定架」和「擠壓機」（squeeze machine，見譯註）的熱情，導向科學方面的探究。擠壓機讓我鎮定。克拉克先生告訴我，如果我真想知道那機器何以具有如此效果，就必須學習學校裡那些無聊的科目，好讓我高中畢業上大學，然後變成科學家去解開答案。我第一次真正懂得，要從現在抵達未來（念完高中到畢業、上大學繼而做我有興趣的事），我必須用功讀好所有學科，不管它無不無聊。這一層認識一直是我驅策自己完成學業的動力。

對於小學生，老師可以很輕易地藉由特殊喜好來激勵學習。譬如從學生對火車的喜愛切入，把火車這主題帶入各個不同科目。上歷史課時可以探究鐵路的歷史，上數學課時則運用火車來出題，上自然課時可以討論古今火車所使用的各種形式能量，諸如此類。

譯註：作者仿造牛隻保定架自製的機具，可以適度擠壓身體。

將興趣結合職志

當學生進入初高中，實地參訪有趣的工作場所，譬如建築工地、建築師公司或研究實驗室，對他們將會是莫大的激勵和鼓舞。這使得職業的概念變得真實，他們因此開始了解先前讀的課程和那些行業之間的關係。如果實地參訪不可行，不妨邀請從事有趣行業的家長到班上來，跟學生聊聊他們的工作。我會強烈建議這些家長帶著大量圖片來，藉由圖像說明工作內容和環境。學生也可以藉機得知職場的社會面，說不定可以進一步激勵他們結交新朋友、加入社團或是勇於接觸社會等一些他們原先感到不自在的事。

自閉症學生需要先接觸新鮮事物，才能激發他們的興趣。他們必須看見真正很酷的具體實例，才可能提高學習動力。我在自然課上看了一部有關視錯覺的電影之後，開始對視錯覺現象深深著迷。老師出了一項作業來挑戰我們，要求我們找出解答：複製兩種有名的視錯覺情境，即「艾姆斯房間錯覺」（Ames Distorted Room）和「艾姆斯梯形窗」（Ames Trapezoidal Window）。我花了六個月的時間終於把原理想通，用硬紙板和夾板做出了那兩種情境模型。這個經驗促使我在大學修習實驗心理學。

送商貿刊物給圖書館

科學期刊、商貿雜誌和工商報紙可以提供學生廣泛的職業資訊，幫助他們展望畢業後各種機會的可能性。每一種專業，從最複雜到最實用的，都有專屬的刊物。舉凡銀行、烘焙、洗車、營造、大樓維修、電機等各行各業均有發行商貿刊物。在這些領域工作的家長可以把舊的商貿刊物捐給學校圖書館。不僅提供學生一個望向工作世界的窗口，也會對他們產生激勵作用。

讓孩子喜歡閱讀

我常聽到家長和老師抱怨，「不放棄任何孩子」（No Child Left Behind）方案的實施使得校方非常重視學生是否能夠通過學科能力測驗，老師因而沒辦法花很多時間教授除了閱讀和數學之外的科目。最近我和一位母親談到教導孩子閱讀。她告訴我，她女兒有閱讀障礙，課間休息時間總被老師留在教室內做閱讀測驗練習。孩子覺得無趣又厭煩。然而，當這位媽媽以《哈利波特》教她閱讀後，她卻進步神速。要激勵孩子閱讀，尤其是自閉症類疾患的兒童，你得從他們喜歡的書下手。《哈利波特》系列可說是難得一見的絕佳教材。《哈利波特》最後一集上市前兩小時，我到地方的一家連鎖書店去。那裡擠滿了變裝打扮的孩子，排隊的人龍一路延伸半個街區。孩子這麼熱愛看書實在是一件很棒的事。

從喜歡的題材切入

我小學三年級時還不會閱讀。放學後母親拿一本關於克拉拉・巴頓（Clara Barton）的有趣故事書（創辦紅十字會那位知名護士的傳記）教我閱讀。故事內容很吸引我，使得我很有動力學習，縱使這本書是六年級的程度。

媽媽教我把每個字大聲唸出來，不到三個月，我的閱讀能力在標準化測驗上便躍升到二年級的程度。我是透過「看字讀音」（phonics）來學習，其他的自閉症類疾患兒則是以視覺識記常見字（sight-word）的方式。他們讀到狗這個字時，腦中會浮現狗的圖像。每個孩子都不一樣。父母要找出對孩子最有效的學習方式。

學字詞先結合影像

常見字學習法通常先學名詞。學「去過」（went）跟「正要去」（going）這兩個字時，我必須把它們放入我可以加以想像的句子裡。譬如「我去過超市」或「我正要去超市」。前者是過去式，念出這句子時我想像自己拎著一袋買好的蔬果。後者是未來式，我則想像自己正開車前往。連接字或連接詞不容易化爲圖像，所以教導所有連接字詞時，要從孩子可以化爲想像的例子著手。

如果我小學三年級老師不斷透過大量而無趣的練習教我閱讀，我想我過不了閱讀能力測驗，而這測驗是「以考試引導教學」的學校體制所要求的，目的是爲了讓學校在標準化學測成果上有更好排名。經過母親的教導，我的小學閱讀測驗成績非常好。她引導我投入對我而言有意義的學習方式，直到閱讀自然而然步上軌道。

搭配喜好，創意教學

家長和老師可以從孩子的特殊喜好和天分切入，透過有創意的方式教導基本學業能力，譬如閱讀和數學。自然和歷史對自閉症類疾患的學生來說是迷人有趣的科目。如果孩子喜歡恐龍，就利用有關恐龍的書來教導閱讀。數學問題也可以拿恐龍作爲題材，加以改寫或出題，譬如：假使恐龍每小時走八公里，那麼牠十五分鐘可以走多遠？

只要用對了方法，從孩子的喜好切入，配合他的思考方式，應用更具創意的方式，自閉症類疾患學生在標準化測驗上也會有優異表現。雖然有創意的做法在一開始需要花費較多時間，但是長久下來，孩子在學習、興趣和動機上的進步，會使得這一切變得很值得。

把玩電玩變成一種學習

我深深相信，自閉症／亞斯伯格症孩子的某些特質可以變成個人的優勢，如果家長和老師引導得宜的話。其中一項特質就是，孩子往往對某些事很熱衷。家長經常問我：「我要怎麼讓孩子喜歡學習，當他成天只想著玩電動或畫日本漫畫？」我的答案是：把電玩變成一種學習！

把電玩或漫畫元素應用在教學上

最有效的方法通常是把電玩或漫畫的元素應用到其他活動上。很多受歡迎的遊戲主軸都是達成某個任務或目標。你可以向孩子說明，很多偉大的文學著作和那些電玩內容具有共通之處，藉此鼓勵孩子閱讀。亞瑟王和他的圓桌武士就是爲了達成某個使命。你也可以利用孩子對超人的熱衷來激勵他學習數學和自然，譬如，超人以聲速飛越美國需要多少時間？

電動遊戲「超級瑪利歐兄弟」的主角是個水管工。這也許可以用來啓發孩子對水電方面的興趣，或是磨練解決問題的能力。你可以問孩子：「瑪利歐不在電玩裡的時候從事什麼工作？他修水管。」或者要求孩子用形狀大小不一的水管連接甲地和乙地，又或者把各種不同的配管用具分門別類，也可以藉此磨練算數。

如果孩子成天反覆地畫相同的漫畫，不妨從這項愛好切入來拓展內容。假使孩子老是畫米老鼠，你可以建議他畫米老鼠的家或米老鼠的車。要把投注在某項愛好的龐大動力引導至新的目標上，兩者之間一定要有直接的關聯性。隨著孩子的心智愈來愈靈活，你可以把這關聯性延伸至需要學習新技巧的其他領域。比方說，畫完米老鼠的家之後，可以畫米老鼠吃晚餐，然後米老鼠在餐桌上擺碗盤或幫媽媽準備晚餐。

堅定約束，避免沉迷

某些孩子之所以迷上電玩，是因爲它的視覺刺激。如果我成長的年代裡有電動可玩，我想必也會迷上，假使我媽放任我成天玩的話。我很喜歡看快動作畫面（家母從不准我看）。有些孩子的天分使他們日後成了優秀的電玩程式設計師，但我沒有那樣的天分。這些電動遊戲一定會讓我分心，荒廢課業。我肯定會一頭栽入電玩世界，而不是動手做工藝發揮這方面的長才。最後可能無一技之長失業在家，而不是像今天一樣事業有成自力更生。

在我看來，玩電動的時間應該每天限制在一小時，或者是合理有限的時間內。放任不管的話，孩子的確會沉迷其中，無心投入長期來說對他們學習和發展有益的其他活動。家長一定要插手，堅定地約束孩子，把他的愛好轉化為對他們生活更有建設性的活動。剛開始恐怕很困難，孩子可能會激烈反抗，尤其是父母親已經放縱他們沉迷其中好幾個月或好幾年之後。他們很可能會納悶，為什麼以前可以想玩多久就玩多久，而現在卻不行。面對這種狀況，父母親要有耐心，並花一些巧思，漸次減少孩子玩電動的時間，同時運用電玩裡的元素激發孩子對其他活動的興趣。

教育自閉兒要切記一個基本原則：任何嗜好對孩子來說都具有莫大的驅動力。電玩就是很多自閉兒會迷上的嗜好之一。為了得到玩電動的機會，他會願意學習新事物或新活動。父母親要多多善用這一點來幫助孩子成長，並拓展他對這個世界的認識，而非只局限在掌中那台遊戲機。

協助犬和自閉症

我在全國各地跟自閉兒及家長座談時，很多家長問我是不是應該幫自閉兒找一隻協助犬。自閉兒擁有協助犬這現象，儼然蔚為風潮。無論如何，這是個複雜的議題。打從著手替孩子找一隻合適的協助犬開始，這就是全家人必須長期承諾付出的一趟旅程，不像其他的介入輔助可以輕易開始和終止。協助犬可不只是一隻訓練有素的寵物而已。

你的孩子喜歡狗嗎？

我會問的第一個問題是：「你的孩子喜歡狗嗎？」如果家裡沒養狗，我會建議你先觀察孩子見到親朋好友家友善的狗時作何反應。可能的反應有三種：一是見到就情不自禁喜歡牠。孩子和狗是最麻吉的伙伴，他們喜歡彼此陪伴。第二種則是一開始有所遲疑，不過最後還是愛上了牠。大人向這類的孩子介紹溫馴友善的狗時，務必要謹慎。第三種是迴避或害怕。會迴避狗的孩子往往有感覺上的問題。比方說，聽覺太敏銳的孩子可能很怕聽見狗吠，因爲這會讓他的耳朵刺痛。

在我小的時候，學校的鐘聲讓我的耳朵刺痛，就像牙醫師鑽牙刺痛神經一樣。對聲音嚴重過敏的孩子來說，狗是隨時隨地會發出有害聲響、不可預測的危險東西。對其他某些孩子而言，狗的味道也可能過於刺激，雖說保持狗的清潔可以減輕這個問題。

我也會問，身爲父母，你們願不願意、有沒有能力花時間、金錢和心力來養一隻協助犬？這是全家人要共同參與的事。候補名單可能很長，也許要等個兩年或更久，受訓犬的費用可能高達一萬美元，甚至更多，此後每年的花費需數千美元。

協助犬的類型

最可能用來輔助自閉兒的協助犬基本上分三種：治療犬、陪伴犬和保安犬。治療犬通常是老師或治療師養的，用來輔助教學。陪伴犬跟自閉兒家庭住在一起，每天大半的時間都跟自閉兒相處互動。這類的狗可以協助自閉兒面對社交、情緒、行爲和感覺方面的挑戰。在社交場合牠也是很好的「暖場角色」，因爲人們往往會被狗吸引，自然地也會跟自閉兒多互動。治療犬和陪伴犬一定要接受基本的服從訓練，外加公關性質的親和訓練。陪伴犬通常還要額外接受跟自閉兒需求有關的特定訓練。關於訓練標準的更多資訊，請上「協助犬伙伴國際協會」網站（iaadp.org）查詢。

第三種協助犬是保安犬。這是經過嚴密訓練的狗，用來協助可能走失的重度自閉兒。這種狗會亦步亦趨地跟著孩子，形同孩子的保鑣。保安犬必須謹愼地使用，以免牠們承受太大的壓力。所以這些狗需要休息時間，好讓牠們放鬆玩樂，盡情恢復本性。狗的頭腦也會對行爲加以分類。由於受過高度訓練，牠們知道當値勤背心一套上，就必須執行任務，不必執行任務時，背心就會卸下。

協助犬的基本條件

被挑上當協助犬的狗必須鎭定、友善，而且對陌生人絕對沒有攻擊性。牠們受的訓練也包括在公共場所表現良好教養，不會跳到他人身上或嗅聞他人，而且不會亂吠。這個層次的基本訓練，是任何一隻治療犬或陪伴犬必須接受的最低限度訓練，如果再加上進階訓練，讓牠們能夠更加熟悉自閉症類疾患兒童的行爲就更好了。

坊間有很多不同的團體提供陪伴犬的訓練。尋求可靠資源的最佳途徑，就是找那些擁有協助犬而且使用滿意的人幫你介紹。

挑選協助犬業主時該問的問題：

- 你們用那個品種的狗來當自閉兒協助犬？
- 我們（家人）能幫忙孩子挑選狗嗎？
- 你們從幼犬開始訓練起，還是訓練成犬？
- 若是幼犬：如果我的孩子對那隻狗沒有「好感」怎麼辦？如果這隻狗長大後的個性和我的孩子不合怎麼辦？
- 若是成犬（兩歲或以上）：這隻狗受過和自閉症類疾患兒童行爲有關的特定訓練嗎？還是受的是輔助殘障人士的一般訓練？
- 說明狗所受的訓練課程：爲期多久？我們家人要參與到什麼程度？
- 這訓練只著重社會化議題，還是同時包含了如何應付走失的情況、感覺敏感、行爲障礙、緊急情況等？

●這隻狗會配合我孩子的特定需求和行爲來施以訓練嗎？

●這隻狗來到我們家時會是幾歲？

●除了口頭指令之外，這隻狗受過（會不會接受）手語指令訓練？（如果孩子口語表達有困難或使用的口語有限的話，這一點格外重要。）

●貴機構總共安置過多少隻協助犬給自閉兒？

●總體而言，這類安置的成效如何？

●多少位家人要跟著選定的狗一起受訓？包括自閉兒在內？還是只要父母親參加即可？

●將來有沒有提供「在職進修」？

●一旦狗安置到家裡來，你們提供哪些後續服務？

●可否介紹使用你們的協助犬的幾個自閉兒家庭給我們認識？

●你們的申請程續爲何？

●要排候補嗎？如果需要的話，我們是第幾順位？

●你們的收費多少？我們可以去哪裡申請費用補助嗎？可以分期付款嗎？

●將來我們家必須支出哪些花費來養這隻狗？

問題解決技巧的重要性

無論是正常孩子或是自閉症類疾患兒童都需要接受挑戰。讀過我的書或聽過我演講的人都知道，我認爲很多家長和老師過度保護自閉症類疾患兒童。這些孩子不該住在玻璃屋裡，把周遭世界的正常經驗隔絕在外。感覺的問題確實需要多加考量，但除此之外，父母也必須稍微推孩子一把，好讓他們跨步出去，眞正有所學習和進步。

從嘗試中學習，建立成就感

教導孩子重要的生活技能——問題解決能力——更是要如此。這牽涉到大腦統整組織的訓練，把任務分解成循序漸進的步驟，從部分綜觀全局，堅持到底，以及問題一旦解決後所經驗到的個人成就感。

年幼的孩子從做中學，自閉症類疾患兒童從具體有形的事例著手往往最有成效。在我成長的五〇年代，我蓋過樹屋，也和鄰居家小孩在後院野營。爲了完成這件事，所有小孩分工合作。我們必須找到建造樹屋的木材，設計房子，進行測量，討論如何把木材搬到樹上並釘牢。我們從嘗試中學習，有些方法奏效，有些行不通。以爲把木材弄濕比較容易手鋸的這個點子就徹底失敗，我們學到乾木材比較好鋸。

我在三到六歲期間接受大量的輪流訓練，大大幫助我參與這些團體活動。我們家經常玩棋盤遊戲——訓練孩子學習輪流的絕佳教材。我從輪流當中了解到，爲了達成共同目標，所有人得通力合作，而且任何成員的作爲都會影響到我以及整件事的成敗。這也讓我學會每件事都可以從不同角度看待，進而幫助我在遇到問題時有更好的洞察力。

我記得爲了在後院野營的那些大型籌備會議，以及爲此採購的糖果和汽水。我們得搞清楚，要怎麼搭起一個舊式的軍帳篷。大人全都沒插手幫忙，這件事因而成了我們寶貴的學習經驗。

在錯誤中找到解決問題的方法

很多自閉症類疾患兒童跟我一樣，很自然地對某些事很好奇。這些興趣可以有建設性地被用來磨練解決問題的能力。我很喜歡會飛的玩具。在某個多風的日子，我用披肩製作的一具降落傘飛了數百公尺。我不是第一次試飛就成功，而是一再試了好幾回，想辦法讓降落傘拋向天空時不被繩索纏住。我用兩截十二公分長的衣架鋼絲做成十字形，繫牢四端的繩線，結果成功了。上高中時，我對視錯覺現象很感興趣。看過「艾姆斯梯形窗」的視錯覺情境後，我想自己動手做一個。我的高中老師要我自己試著去想通這其中的原理，而不是直接給我一本圖解書。我花了六個月的時間嘗試破解，都沒成功。於是老師讓我瞥一眼教科書裡說明該原理的一張圖片。他給我一個提示，但沒告訴我怎麼做。他就是要培養我問題解決的能力。

今天的自閉症類疾患兒童解決問題的能力不足（很多家長也爲此傷透腦筋）。這多少是因爲我們當今社會不如我成長的年代那麼重視實際動手的工作和活動。當今的人很少修理東西，東西故障就扔掉買新的。縱使生活在網路的時代，問題解決的能力仍不可或缺。關鍵在於，讓孩子實際動手製作對他們來說有意義的具體事物，接著慢慢導向學業和社交方面，再涉及思考與創意的抽象問題解決情境。解決問題的能力有助於人把腦中的龐大資訊加以分類和運用，並且聰明有效地擷取外在資源，譬如網際網路。這些是重要的生活技能，做父母的應該盡早把解決問題的機會納入孩子日常生活中。

學習去做別人會讚賞的事

最近我翻閱高中時期的相簿。看著一張張舊照片，我發現自己在高中時學會了某些自閉兒從沒學到的一件事。那些相片當中，很多是我爲了博得別人開心而製作的物品。有我替姨媽家牧場製做的柵門、爲學校戲劇表演製作的場景，還有我爲寄宿學校滑雪吊索棚屋修建之前與之後的照片。原先我們有的是合板拼湊的簡陋小棚子和一具自製吊索。我在小棚子上搭建榫舌和有溝槽的木牆板，而且在窗框和門框上鑲白色飾木。我以別人認可的方式來裝潢。若是根據我自己的喜好，我會漆上爆笑的卡通人物，但是那樣做的話，我的老師會不以爲然。製作這三件作品時，我都考量到周遭人的想法和偏好。結果我的作品獲得了大家的讚賞。

適時討人喜歡，獲得認同是重要的

上小學後，母親、褓母和老師教我（起先是直接了當耳提面命，後來則是迂迴委婉地教誨），有時候我可以做自己開心的事，但有時候我必須做別人所期待的事。他們讓我明白，有時候這關乎個人的選擇，有時候則非這麼做不可。這是很重要的生活技能，孩子愈早學會愈有利。這將影響到孩子能不能被同儕團體接納，是否能夠融洽地與同儕相處共事。打從我年紀很小時，就會做討別人開心的事。小四時，我用我的玩具小縫紉機爲學校戲劇表演裁製戲服。我在學校很快學會，爲了得到好成績，我必須聽從老師的要求，遵循老師的指導。不繳交作業，對於獲得亮眼的成績沒有一丁點兒好處。

從小到上高中，我一直受兩個因素所驅策：一是獲得他人認可，其次是，看見我製作的物品能在我所看重的場合和活動中派上用場，這很令我滿足。

依照他人指示完成令人滿意的工作

在孩子成長歲月裡，做出令他人讚賞的事這項能力，是成功職業生涯的核心基石。自閉症類疾患兒童在高中畢業前一定要學會這項核心能力。最好是從孩子小時候起，就透過具體的方式來教導他。家長和老師務必要教導這些學生，依照他人的說明，成功地完成作業。如果學生參加機器人社團，他就要做出合乎指定作業要求的機器人。初中生上國文課就要學會以特定申論題來申論，不管那些題目他感不感興趣。

最近我認識了一位很聰明的亞斯伯格症年輕人，他剛從大學畢業。在高中和大學期間他從沒有工作經驗，對於如何找工作和維持一份工作他一無所知。他從沒替別人割過草，也沒在商店打工過。除了學校功課外，他從沒置身於「依照他人指示完成令人滿意的工作」這種情境裡。我大學畢業時已經做過很多工作和實習。家母明白，要幫助我踏出家門外的世界，準備工作需要及早開始，而且要慢慢來，從一個接一個的活動、作品和能力逐漸積累起來。

老師、家長和治療者必須幫助高功能自閉症學生學會根據他人的指示完成作品。直到我翻閱高中相簿那一刻，我才知道自己把這項能力磨得多麼專精。這個後見之明讓我對自己此後的成長與發展有了另一番體悟。

對所有人來說，學習是一個持續的歷程。然而，自閉兒必須仰賴眼光長遠的父母和老師，學習能夠自立更生和發展專業的必要生活技能，而且愈早學習愈好。

學無止境

過去十年來，很多人跟我說，我演講的功力一直在進步。很多人都不了解自閉兒的一個特質，那就是他們不斷地成長進步。每一天我都多學會一些做人處事的道理。

自閉性的思考方式是由下而上的，不像大多數人是由上而下。我要把很多零星的訊息整合在一起之後才能形成概念。一般人則是先形成概念，接著再把細節塡滿。隨著我的年齡增加，獲得的資訊愈多，形成概念的能力也就愈強。由於接觸很多的新經驗，我腦中的資料庫，也就是我的記憶庫，儲存很多訊息，這些與日俱增的訊息讓我知道如何因應新情境。爲了掌握新情境，我會拿舊經歷來對照比較。

我腦中的網際網路

關於我的腦袋如何運作，最貼切的類比莫過於，我腦中宛如有個網際網路。這個內在網路唯一能夠獲得資訊的管道是透過閱讀和實際經驗。我腦袋裡也有個搜尋引擎，其運作方式和谷歌的圖片檔差不多。聽到有人說出某個字，我腦海裡就會出現相關的圖片。

我必須靠視覺的圖像來思考。我小的時候，腦袋裡的圖片資料庫比較小，我必須用視覺象徵來理解新的概念。上高中時，我用門來象徵我對未來的思考。思考高中畢業後的未來時，我想像自己跨越一道門，門之後的一切代表未來。若不用門來當象徵，未來對我來說，抽象到難以理解。

而今我不再用門來象徵未來，而是以我經歷過或閱讀過的其他事物的圖像來取代。當我閱讀全部是文字的書，我會把它翻譯成像相片般逼眞的圖像。隨著我經驗的不同事物愈來愈多，我的思考也愈來愈靈活，這是因爲我腦中的「相片網路」有更多的圖檔和資訊供我瀏覽。

接觸新事物很關鍵

讓自閉症類疾患兒童或成人接觸新事物很重要。家母總會讓我嘗試新鮮事，有些事物我並不喜歡，但仍然會去嘗試。我十二歲時，媽媽替我報名兒童帆船課，一星期兩個下午，爲期整個夏天。由於招生情況不佳，沒有同伴一起切磋，頭幾次之後我就很討厭去，不過我還是把課修完了。我學到的一課是：凡事要有始有終。

身爲成人，我透過密集閱讀和個人／專業經驗激勵自己持續學習。過去十年之間，我邁入耳順之年，依然不斷進步。我跨入五十歲時的一個發現是，人類不太會利用眼神訊息，而我之前對此一無所知。我是從賽門・拜倫可漢（Simon Baron-Cohen）所著的《心智的盲目》（*Mind Blindness*）一書得知。每當我閱讀和自閉症有關的書，總會對自閉症光譜和腦神經科學研究有很多的領悟。科學研究幫助我了解我的大腦有何不同，從而也幫助我更了解「正常」人。

完成作業

幾年前我才明白，我兒時和青少年時期所受的訓練對我往後的生涯有多麼大的助益。高中時因爲經常被同學捉弄，上學簡直是一種折磨，我對課業沒什麼興趣，總是遊手好閒地晃蕩。多年來我一直提及理科老師對我的鼓勵，我日後能夠成爲科學家，他功不可沒。他的教誨非常重要。後來我才明白，儘管我沒坐在課堂上聽課，但我擁有日後讓我在職場上得心應手的優異工作技能。我做了很多令他人讚賞的事。我清掃馬廄，用木瓦鋪穀倉屋頂，彩繪招牌。雖然我沉迷於這些事，但這些也是其他人會想去做的有用之事。若想出人頭地，自閉症類疾患兒童必須學會運用他們的技能完成指定作業。打從年幼起，我就不停被教導要完成指定作業（依照指示，堅持到底，用令人滿意的方式完成作業）。上小學後，我的藝術天分得到鼓勵，但還是一再被要求畫出很多不同的事物（同樣地，爲別人而創作）。我很享受應他人要求而完成畫作之後所得到的讚美。

家長和老師多讓孩子接觸新事物，等於爲他們日後的成功發展扎根鋪路。然而所有的自閉孩童和大人，不分年齡，都會持續在行爲和思考上成長進步。拓展自閉兒的心靈永遠不嫌晚。

天寶博士的小叮嚀

☆老師和家長必須幫助自閉症孩子及大人將腦袋裡的所有細節分門別類，形成概念，並且促進推演類化的能力。

☆屬於高功能自閉症這一端的人多數都擁有某個特長，只要加以培養開發，就能發展成具有市場潛力的職業技能。

☆興趣和天賦可以為職業生涯鋪路。

☆如果我小學三年級老師不斷透過大量而無趣的練習教我閱讀，我想我過不了「不放棄任何孩子」方案所要求的閱讀能力測驗。

☆身為父母，你們願不願意、有沒有能力花時間、金錢和心力來養一隻協助犬？

☆教育自閉兒要切記一個基本原則：任何嗜好對孩子來說都具有莫大的驅動力。

☆做出令他人讚賞的事這項能力，是成功職業生涯的核心基石。

☆拓展自閉兒的心靈永遠不嫌晚。

〔第三章〕

超級敏感

探索感覺議題會碰到的一個問題是，感覺的敏銳度變化無常，不僅因人而異，即便在同一個人身上也經常如此。

感覺議題

我透過演講和寫文章談論感覺問題已有二十餘年之久，至今讓我依然不解的是，很多人對感覺問題的存在，以及隨之而來的痛苦和不適仍一無所知。你不見得要有自閉症才會體驗到這類問題，大多數人聽到手指甲刮過黑板的聲音都會渾身發顫起雞皮疙瘩。那是很不好受的感覺經驗。我常聽人說，他一聞到某種味道，譬如很濃的香水味或汽油味，就馬上會頭痛，這就是一種感覺的挑戰。有個我認識的女人跟我說，她早晨剛醒來時聽覺非常敏感，在那約莫三十分鐘左右的期間，就連很平常的聲音都變得刺耳。試想在星期六午後到熱鬧的購物商場買東西，某些人也許會活力十足，但另一些人可能覺得筋疲力盡。後者承受不了購物商場環境裡典型的感知轟炸：時時變化的景象、味道、人聲、音樂以及人潮的推擠等。感覺的問題非常切身實際，我認爲這比較類似程度的多寡，而非存在或不存在的問題。我也相信，隨著人口和車輛的增加，都市化趨勢擴張，現代人益發倚賴新科技，我們的世界愈來愈嘈雜繁忙，感覺系統的負荷也跟著愈來愈沉重，遂而感覺的問題也更會加普遍。

感覺議題被忽略？

一般人感覺起來沒什麼影響或毫無影響的感覺經驗，對我和自閉症類患者來說，很可能是嚴重的威脅。巨大的噪音刺痛我的耳朵，就像牙醫的鑽頭觸及神經一樣。對有些人而言，襪子接縫或是毛衣之類較粗糙的質料會引起皮膚的灼燒感，這也難怪有些小孩子會想要脫掉，他不是叛逆作對，純粹是襪子確實引起了身體上的不適。對另一些人而言，即便只是手臂被輕輕一觸也會引來疼痛，這些人會避開人群，並不是反社會性格使然，而是即使最微細的碰觸也會讓他們的皮膚感覺像被剃刀割過一般。

我認爲很多專家和外行之所以忽略了感覺的議題，是因爲他們沒有親身體驗過這類問題，所以無法想像它們的存在。他們純粹就是想像不到，因而腦中完全沒有這個概念。就這種狹隘的心靈對於那些在生活中眞眞切切感受到這類問題的人絲毫沒有任何幫助。就算他們在個人層次上難以了解，也該是把個人觀感放一邊的時候了。科學研究證明了感覺問題確實存在。高功能自閉症和亞斯伯格症成人寫文章詳細探究了感覺方面的議題，這些人當中有很多都同意，感覺的問題是自閉症患者每天生活裡最主要的挑戰。我們還需要更多的科學研究來揭開這些與各種感覺問題有關的大腦變異，以及治療的方法。

感覺問題的多變性

探索感覺議題會碰到的一個問題是，感覺的敏銳度變化無常，不僅因人而異，即便在同一個人身上也如此。某個人可能在某一方面超級敏感（如聽覺），在另一方面卻又不怎麼敏感（如觸覺）。有人具有極爲靈敏的嗅覺，也有人在這方面遲鈍得很。更複雜的是，以同一個人來說，在一天之中，感覺的敏感度也會變化，尤其當這個人感到疲倦或處在壓力之下。這些時時變化的衆多變項使得測試感覺療法的實驗設計困難重重。因此專家大聲主張「沒有任何研究能夠支持自閉症的感覺統合療法」——心照不宣地暗示該治療是無效的。缺乏臨床研究並不表示感覺治療對孩子或大人沒有效用，這只是單純意味著，至今尚未有相關研究出現。再者，由於自閉症的感覺問題本質上非常多變，我們必須以稍微不同的觀點來看待研究。假使二十個孩子參加治療實驗，只有對四個孩子有幫助，十六個沒有，那麼認爲這個治療無效是道德的嗎？這個實驗確實在四個孩子身上起了作用，他們的生活也明顯地和以前不同，他們的世界不再悲慘。在這樣的情況下，比較好的做法應該是深入探究，何以對某些人奏效，對某些人無效，並且藉由後續追蹤研究來持續探索他們腦中的反應，而不是武斷地全盤否定。

家長和老師常常會問：「我怎麼分辨孩子有沒有感覺問題？」我的答案很簡單：仔細觀察你的小孩，徵兆處處可見。你有沒有看見孩子用手摀住耳朵阻絕噪音？每當你們處在忙碌嘈雜混亂的環境裡，他是不是變得暴躁？他是不是受不了某些食物？你有沒有發現他會拉扯或脫掉質料粗糙的衣服，或是拉扯衣領因爲上頭的標籤磨蹭皮膚？受不了大型超市或量販店而大鬧脾氣的小孩或成人，幾乎都有感覺上的問題。另外也要注意到，孩子一旦累了或餓了，忍耐程度也會迅速下降。舉例來說，孩子可以在早上去大型雜貨店，但是下午去就會受不了。

一些簡單的辦法

有一些簡單的事，只要父母、老師和治療者稍微留意一下，就可以降低感覺問題對孩子學習和生活的干擾。避免一心二用，尤其是跟孩子在一起的時候。找一個安靜的地方，摒除讓孩子分心的因素，並且在此進行教學、分解式操作練習或治療。假如背景裡有太多聲音，我的聽力就會下降——我分辨不出跟我交談的人聲和環繞在我周遭的聲音。讓孩子每天做大量的運動。爲數可觀的研究支持了每天規律運動的好處。運動對大腦格外有幫助，可以幫助感覺超敏感的孩子鎮定下來，也可以幫助感覺遲鈍的孩子活化腦部，營造理想的學習狀態。這一章裡有一個段落即談到，把一些緩和感覺敏感度的活動納入教育課程的簡單方法。

有時候非常簡單的做法即可帶來驚人的成效，一如視覺處理功能問題那段落所談論到的。有個小女孩進到大型超市五分鐘就受不了。後來她母親買了一副粉紅色的墨鏡給她，此後她可以在裡頭待上一小時。另一個孩子在閃爍的日光燈移除之後課業大有進步。有一些省電日光燈泡閃爍得很厲害，我根本沒法在這樣的環境下閱讀。有些日光檯燈裝有電子電路，可以降低燈光的閃爍，但是另一些卻讓某些自閉兒覺得彷佛置身在迪斯可夜店一般。（你不妨試試看在那種環境下能不能專心讀書！）如果日光燈的問題解決不了，你可以在孩子的書桌旁再擺上一座老式的白熾燈泡桌燈以減少燈光的閃爍，或者讓孩子戴上帽舌較長的棒球帽來遮擋部分閃光。

聽覺問題

聽覺的挑戰往往是自閉症／亞斯伯格症患者最困擾的頭號問題。這類問題分兩種：(1)通常對巨大噪音過敏，(2)沒辦法聽到細節，譬如從很多聲音當中辨識出某個聲音，或是聽到粗重的子音。對噪音過敏的人，耳朵經常被聲響刺痛，這種狀況令人耗神。有一些自閉症患者就是因爲聽覺過敏而沒辦法上餐廳、辦公室或運動場等一般人常去的地方。這些極端的聽覺問題可能發生在無法口語的人身上，也可能發生在智力和語文能力均優異的高功能自閉症患者身上，譬如受大學教育的亞斯伯格症患者。

聽覺訓練治療對某些人有用。接受聽覺訓練期間，受訓者每天要聆聽被電子設備扭曲的音樂，一天兩回，一連十天。那音樂聽起來好似老式錄音機一下子快轉，一下子又放慢的聲音。這種聽覺訓練對某些兒童和成人有效，對另一些卻毫無作用。其主要成效在於它降低了對聲音的敏感度，並增進了分辨聲音細節的能力。對很多孩子來說，控制聽覺刺激的輸入量，將提升專注力，減少行為上的問題，也有助於其他治療和學習的進行。一些問題較輕微的人會戴耳塞或耳機來擋掉令人分心或刺耳的聲音，譬如餐廳裡餐椅刮過地板的聲音、辦公室此起彼落響個不停的電話鈴聲，或壅塞機場裡的鼎沸人聲。耳塞千萬別常戴，它會讓人對聲音更加敏感。戴耳塞的時間至多不要超過半天，最好在非用不可的情況下使用，譬如上購物商場或體育館時。

治療的統合取向

嚴重的感覺問題可能是孩子學習的一大障礙，隨著孩子慢慢長大成人，也會干擾他／她的職業和社交生活。我的感覺問題並沒給我帶來太大麻煩，但這類問題造成人生困頓的例子時有所聞。很多高智力的自閉症或亞斯伯格症成人，在他們擅長的領域裡頭腦一流，可是嚴重的感覺問題卻讓他們無法忍受正常的工作環境。他們若不能謀得一份可以在家——能夠控制感覺刺激輸入的地方——獨立作業的工作，多半失業在家。而今雇主漸漸了解感覺問題的存在，只要員工表明需求，有些甚至願意做一些調整配合。然而整體而言，要讓我們的社會理解多數自閉症患者所面臨的感覺挑戰，還有很長的路要走。

老師和家長應該仔細留意兒童和青少年有沒有感覺問題。反覆出現的行爲問題，其根源往往出在感覺方面。如果家長和老師懷疑孩子在感覺上出問題，下一步就是找一位優良的職能治療師談一談。這些人受過專業訓練，能夠辨識感覺障礙，而且能夠替孩子量身擬定個別化的訓練課程。治療方式諸如深壓治療（deep pressure）、緩慢搖晃（slow swinging）和有關平衡的遊戲等，每天練習效果最好。

感覺問題每天都要面對。如果職能治療的時間每星期只有半小時，家長和老師可以在這半小時裡陪在一旁觀看，並請職能治療師示範如何操作，以便在家能夠持續練習。對孩子來說，聽覺和視覺等多管齊下的感覺統合療法最有效。特殊飲食也對某些孩子有幫助，他們不僅較能忍受不同質地和類型的食物，其他方面的感覺問題也會跟著改善。對於年紀較大的孩子和成人，假使某些非侵入性的方法證實無效，輕劑量的傳統藥物也許可以降低他們的聽覺敏感度。

自閉兒視覺處理功能問題

視覺處理問題在自閉兒身上很常見。這類問題會導致孩子缺乏眼神的接觸、盯著物體看或利用周邊視界來觀看。這些人的視線很可能無法「固定不動」——經常掃描周遭，收取視覺資訊，以獲取意義。

如果你發現某個自閉兒歪著頭透過眼角觀看，他／她可能就有視覺處理功能問題。這類的孩子可以直視閃爍的日光燈，但是上下樓梯卻發生困難，因爲他們的深度知覺受到扭曲。大多數正常孩子喜歡搭手扶梯玩，不過視力差的孩子會害怕搭手扶梯。有些孩子閱讀有困難，因爲印在白紙上的黑字會抖動或晃動。弱視的成人討厭在晚上開車。

知名的高功能自閉症患者唐娜・威廉斯（Donna Williams）經常談到她的視覺處理功能問題。在她眼裡，人臉有如畢卡索風格、二維向度的馬賽克拼圖。屋內裝潢若是顏色對比強烈也會令她難受。另有一些人抱怨黃黑交錯的警示條紋看似跳動。一旦視覺處理被干擾，動作、認知、語言和知覺能力全都遭受波及。

視覺障礙的檢驗與矯治

一般的視力檢查看不出這些問題。爲求正確診斷和治療，應該找發展驗光師（developmental optometrist）諮詢。最近我參加了「美國視覺發展驗光學會」（COVD）年度大會，很驚訝地發現該領域提供了形形色色的治療，最常見的一些包括有色眼鏡、菱鏡鏡片，以及電腦化的視力練習。

很多人戴上爾蘭讀障彩色濾光眼鏡（Irlen colored glasses）之後視力提升了。這類眼鏡最好要由專業人員測試過，而且重要的是，使用者應自行挑選最符合自身需求的顏色。很多收入有限的人選擇使用墨鏡，淡色的墨鏡可以降低視覺扭曲，使得閱讀更輕鬆，也比較能忍受裝潢顏色對比強烈的空間。淡粉紅、淡紫乃至於褐色的鏡片通常效果最好。現今眼鏡行有很多色澤處理得更洽當、更淡的有色鏡片。帶本書到眼鏡行，戴不同顏色的鏡片試著讀看看。另一個有效做法是，把閱讀內容印到淡褐色、淡灰色的紙或粉彩紙上也可以降低對比。比起傳統的電視型螢幕，比較不會閃爍的筆記型電腦液晶螢幕對眼睛來說較不吃力。平板顯示器也不錯，不過要確定裡頭沒裝日光燈。

自閉症患者可以忽略周邊視界（peripheral vision），把焦點固定在中心視界（central vision）上很長一段時間。視覺處理功能過於敏感的人通常在口語表達方面有困難，他們好似透過兩管衛生紙卷筒看世界，卷筒框出的視界有如萬花筒，唯有非常靠近中央一帶才看得清楚。爲了看得更廣，他們會把頭歪向一側，把物體移到視界之內。

凱普蘭（Melvin Kaplan）博士和艾德森（Steve Edelson）博士發現菱鏡對某些自閉症患者很有幫助。菱鏡是頂端或底部稍厚的透明鏡片，需要由發展衡鑑的驗光師開處方製作，這方面的專家也會建議相關的視力練習和視覺訓練活動。

由於自閉症的變異性很高，不是所有自閉兒都能受惠於視覺治療。但話說回來，能夠清楚看見這世界的孩子更有機會受益於其他治療。

自閉兒聽覺問題

聽過我演講的人都知道，我個人認爲感覺問題是自閉兒行爲問題的一大根源。我本身就有很多感覺問題，其中影響我最深的是聽力／聽覺。

在我小時候，學校鐘聲刺痛我的耳朵，就像牙醫的鑽頭刺痛神經一樣。對自閉兒來說，這種經驗並不陌生。最可能刺痛耳朵的聲音是高音頻、拔尖、間歇性聲響，譬如火災警報、煙霧偵測器、某些手機鈴聲，或麥克風的尖銳回音。小孩子一旦感受過由某種聲音引起的刺痛，可不會很快就忘記。因此，孩子很可能會鬧脾氣，打死不進某些空間，就怕火災警報再度響起，或集會麥克風又發出尖響。即便發生在好幾個月之前，或只發生過一次，他也會避免那種刺痛再度發生。把刺耳的聲音錄下來，讓孩子從小聲啓動，再逐漸把音量加大，這方法有時候可以降低聽覺敏感度。聽覺過敏的問題變化多端。讓某個孩子刺痛難耐的聲音，可能讓另一個孩子著迷。家長和專業人員必須仔細留意孩子身上那些有關聽覺困擾的線索。

聽覺細節

即便是輕鬆通過標準聽力測驗的自閉症類兒童或成人，往往在聆聽細節時仍感到很吃力。在我小時候，只要大人直接對著我說話，我都能聽懂，不過一旦他們說得太快，聽起來就像是一連串無意義的聲音。在這種情況下，我只聽得到母音，我還以爲大人有「大人的」語言。有口語表達困難的孩子很可能只聽到母音而聽不到子音。

我的語言教師會把每個子音拉長好讓我聽清楚。她會拿個杯子要我跟著她發出「c-c—u—p-p-p」。每次拉長子音之後她都會以正常發音再說一遍「cup」，如此交錯下去。如果背景裡有很多其他聲音，我就會聽得很吃力。在嘈雜的環境裡，與他人眼神接觸對我來說也很費力，因爲這會干擾我的聽力。這就好比我的大腦通路一次只能讓一種感覺運作。在嘈雜的空間裡，我得全神貫注在聽覺上。有些孩子透過唱的方式比用唸的方式學得更好。我小時候參加過很多音樂性的活動。

聽覺問題的影響

長大後我接受一些中樞聽覺處理功能測驗（central auditory processing tests），測驗結果糟糕得令我震驚。發音相近的詞（「life boat」和「light bulb」）我總是搞混。在雙耳同時分聽測驗（ditchotic listening test）上我也得到很差的分數，受測時我一耳聽某男子說話，另一耳聽某女子說話。當我專心聽左耳時，簡直就像處於耳聾狀態。不過，在簡單的聽覺閾值測驗（hearing threshold test）上，我兩耳都表現正常。此外，我也分辨不出兩個接連發出的短促音，譬如說，某個音出現一秒，間隔半秒後，另一個音再出現一秒，我會把這些全聽成一個音。正常人可以分辨哪個音屬於比較高頻，因而在腦裡顯示為兩個音。我則沒法分辨，因為這些音全混在一起。

家長和老師必須察覺到自閉兒的這些聽覺功能障礙。孩子的行為有時是直接導因於他／她聽覺功能缺失，而不是故意不聽話或做出「脫序」（acting-out）行為。設身處地想像一下，如果你只聽得到部分字眼、只聽得到母音，或只聽得到特定音調，你會（不會）怎麼表現。你每天、每小時、每分鐘會遺漏多少重要、有意義的訊息？

可以用視覺來輔助有聽覺障礙的孩子，譬如運用寫上單字的字卡、書面指示或書面家庭作業。他／她說不定需要聽覺和視覺同時接受刺激，才有辦法了解某個單字。

把感覺統合納入自閉兒教育課程

自閉症光譜範圍內的兒童和成人，不管情節輕微或嚴重，感覺功能至少有一種或以上有某個程度的障礙，因此讓學習能力及處理周遭訊息的能力受到干擾。通常聽力是最受影響的，不過視覺、觸覺、嗅覺、平衡感（內耳前庭）和身體的空間知覺（本體感覺）都可能功能異常。因此我強烈主張自閉兒務必要接受感覺統合治療。

感覺統合療法的必要性

大多數學校機構都聘有職能治療師來評鑑孩子的需求，擬定每天「特殊飲食」計畫，提供孩子感覺治療。將諸如深壓放鬆、搖擺、視覺輔助工具等感覺統合活動納入任何優良的自閉兒課程，是理所當然的。這些活動可以讓孩子的腦神經系統鎮定下來，以提昇孩子的學習力。同時也有助於降低過動情形、鬧脾氣、反覆的自我刺激行爲，或是加速感覺遲鈍孩子的落後官能。感覺統合療法能夠讓孩子的注意力處在理想狀態，其他介入方案也同時能夠獲得更好的效益，如行爲、教育、口語表達或社交技巧課程。

感覺活動必須每天練習才有效果。我還是會遇到一些家長和專家，他們認爲感覺統合治療無效，有效與否說穿了就在於是否日復一日地練習。你會因爲眼鏡必須天天配戴而質疑其效果？或因爲藥必須天天吃而質疑藥的效用？藥得天天服用才會有效果，感覺活動也一樣。

應用行為分析技巧的感覺統合運用

應用行爲分析技巧是很多優良自閉兒課程的核心要素。研究淸楚顯示，運用分解式操作練習的應用行爲分析來教導自閉兒學習語言，效果顯著。當今所實行的應用行爲分析當中，一些最好的方法甚至比羅法斯最初提出的治療法（Lovaas method）還更有彈性，後者大多數的活動都讓孩子坐在桌邊完成。比較新進的課程活動則更加多元化，往往也在比較自然的環境裡進行教學。然而，即使是訓練有素的應用行爲分析專家也常常不知該如何把感覺統合治療融入以行爲爲主的課程裡。在我看來，問題的癥結在於他們把感覺統合治療（或任何輔助治療課程）視爲有別於應用行爲分析的另一套療法。自閉兒的各種治療方法其實是相輔相成的。我們不可能只著眼於行爲方面，或只著眼於社交技巧，抑或感知方面。某方面的進展會連帶牽動其他方面的功能運作，因此所有面向必須統合才能達到最大效益。拿一個圖像來比喻，好的應用行爲分析課程就像一棵聖誕樹。它是骨架，是治療課程的基底。自閉症光譜範圍內的個體差異性很大，除了應用行爲分析之外往往還需要額外的輔助課程，像是感覺統合、飲食療法、社交技巧訓練和語言治療。這一些就像聖誕樹上的裝飾，會讓這棵樹變得獨特、漂亮，而且符合孩子的特定需求和功能運作水準。

有幾個簡單的方法可以把感覺統合融入幼兒的行爲課程。在孩子接受紓解性的受壓時，試著進行一些分解式操作練習就是其中一種做法。我認識的一個孩子，他學習力最好的時候，是橫躺在懶骨頭上，而身上又壓著另一個懶骨頭時，也就是三明治式受壓。那壓力使得他的腦神經系統鎮定下來，進入最佳學習狀態。此外，也可以在上課中試著緩慢搖擺——每分鐘十至十二次。搖擺有助於刺激語言，這也就是愈來愈多的語言治療師和職能治療師會聯手進行治療的緣故。若要幫助躁動不安的孩子坐著不動並專心上課，不妨試試負重背心（weighted vest）。讓孩子穿上二十分鐘之後脫掉二十分鐘，如此交替效果最好，這樣也可以避免養成習慣。反過來，若要加速遲緩的感覺系統，可以讓孩子邊跳蹦床邊進行某項練習，或者讓孩子坐在振動椅墊上進行練習。

有些重度自閉兒好比收訊不良的電視：視覺和聽覺的強弱端看訊號的強度。在最嚴重的案例裡，視覺和聽覺訊息紛擾雜亂，孩子任何時候都無法解析他看到或聽到什麼。近來的腦部掃描研究證實，這類孩子大腦內感知複雜聲音的迴路異常。感覺統合的活動有助於孩子恢復感覺功能，讓訊息能夠接通——這是任何型態學習的先決條件。

雖然感覺的挑戰往往會隨著時間而減輕，尤其接受了感覺統合治療之後，但是我們仍必須認清，感覺損傷仍舊對自閉兒造成不利影響，使他們難以從任何相應的治療與方案中受惠。感覺統合應該是自閉兒治療課程中的一環。

感覺和知覺的障礙對學習方式的影響

自閉症類疾患的人在感覺過敏和訊息處理上，明顯存在程度不一的問題。這些問題是腦部引起的——其根源是生物性的——但是會在行為上顯現出來，進而損害了個體的學習能力和生活功能。在我對很多自閉症案例的分析裡，他們大腦在訊息處理功能上的缺陷基本上可分為三種：⑴感覺過敏，⑵知覺問題，⑶難以統整訊息。

感覺過敏

感覺過敏的變異性很大，每個孩子都不同，情況從輕微（當環境太吵鬧、太明亮或太混亂時稍微產生焦慮）到嚴重（每次進到大型超市就尖叫鬧脾氣）都有。有的孩子受不了日光燈，有的孩子怕的是突如其來的巨大聲響，我就是一例，因為那會刺痛耳朵。有的孩子嗅到某種氣味就會嗆到窒息，譬如香水味。食物的滋味或口感可能會令孩子反胃。輕輕碰觸可能會令他們不舒服或真的引起疼痛感。有的孩子喜歡水上遊戲或被水潑灑的快感，有的小孩可能會尖叫逃開。有些小孩喜歡快速移動的物體，有些會迴避。當感覺失調，學習所需要的專心就難以達成，有時甚至不可能達成。孩子若成天害怕，想躲避那些過去經驗中令他們感覺負荷不了的人事物和地點，哪還有什麼心思餘力去留意大人提供的學習活動？

知覺問題

這一類的問題往往會破壞最有效的學習方式。聽覺缺陷的孩子所聽到的聲音就像通訊不良的手機，音訊時強時弱，或者完全斷訊。對這類孩子來說，透過視覺呈現的資訊來學習，很可能達到最好的效果。而視知覺有障礙的孩子則透過聽覺管道學習最有效。透過周邊視力來閱讀的孩子很可能有視覺處理功能方面的問題。如果孩子常在眼前揮動手指，討厭日光燈或搭手扶梯，你必須警覺到，他可能有這方面問題。有些孩子有如透過萬花筒觀看世界：平面，沒有深度知覺，而且破碎。另一些孩子則有如透過小管筒看世界，只看得見直接在眼前的一小圈視界，沒有周邊視野。一些無法口語的孩子，視覺和聽覺的處理功能都有問題，因此透過觸覺和嗅覺學習最有效。舉例來說，要學會在早上準備好上學，他們需要被教導如何（藉由父母拉著他們的手）演練諸如穿襪子或倒穀片等任務。透過觸摸的方式來學習單字和算數也許最有效，他們可以用手指來辨認字形。要讓他們知道何時進行下一個活動時，具體的代表性物體比視覺化生活計畫卡（visual charts）管用。

難以統整訊息

由於腦部這方面的通路有缺陷，個體可以接收到訊息，但卻無法解讀或加以統整。澳洲知名自閉症患者唐娜．威廉斯就曾談過，人們的說話聲在她聽來是一連串無意義的「吧啦吧啦吧啦」響。她清楚聽見每個音，但無法明白字句的意義。難以統整訊息會影響孩子形塑類別的能力——此乃日後概念形成的基礎。無法一心二用的自閉症患者也屬於這一類。這類障礙同樣也是變化多端，從輕微到嚴重都有，端看發展過程中腦部的迴路哪些通順哪些不通順。有個經典的測驗可以測試思考的彈性，那就是威斯康辛卡片分類測驗（Wisconsin Card Sorting Test）。受試者必須把不同圖案的卡片加以分類，一次一張，歸爲**黃色**或**圓形**等類別。在這個光譜範圍內的人遇到新類別出現時通常很困惑。

感覺超載（sensory overload）會使得視力或聽力完全停頓。在這種情況下，任何訊息都進不了大腦，學習也就不可能發生。此外，當孩子累的時候，感覺和訊息處理的問題會更形惡化。因此最好趁孩子精神好的時候進行教學活動。我對噪音過敏的情況非常輕微，所以老師運用一種溫和的闖入性教學法，不斷抬起我下巴要我集中注意力，我對於這種方法的反應還不錯。唐娜．威廉斯告訴我，這個方法對她一點也不管用。觸覺的刺激加上老師的說話聲已經超載，而且她無法同時處理這些訊息。唐娜只能透過單一管道學習。她可以透過視覺也可以透過聽覺學習，但是她沒辦法同時看和聽。處理多管道的感覺訊息對她來說是不可能的。

好的自閉兒教師必須明察秋毫，留意阻礙孩子學習的癥結。這些癥結往往屬於上述三類的一種或多種。某個障礙，縱使是輕微的，也會大大危及孩子接受傳統教學法的學習能力。老師若真正願意幫助有感覺與知覺障礙的孩子，就必須了解孩子獨特的學習方式，並根據這些條件去調整他的教學方法。有些孩子對於書面指示的反應最好，而且在書面作業上表現最好，有些則擅長應付口頭指導或口試。最好的老師總是擁有靈活的教學方法，而且懂得因材施教。

天寶博士的小叮嚀

☆能夠清楚看見這世界的孩子更有機會受益於其他治療。

☆感覺統合的活動有助於孩子恢復感覺功能，讓訊息能夠接通——這是任何型態學習的先決條件。

〔第四章〕

為什麼他不會說話？

這些人對周遭環境有高度的覺察力，他們自學的成果遠遠超乎父母和老師的想像。出狀況的是他們的身體，不是他們的心靈。

我問狄托，在他學會打字之前，是過著什麼樣的生活？他答道：「空虛」。

了解無法口語的自閉兒

要了解一個完全無法用言語表達——不管是口語、手語或書面文字都行不通——的孩子或成人，你必須脫離以文字思考的世界。對很多人來說，這是很大的挑戰。我們的社會透過語言文字來運作。對絕大多數人而言，文字是他們的「母語」，因此他們很難脫離這個基本的溝通方式，也難以想像有別於此的情況。有些一般人，尤其是極具創意的人，可以想像那種景況，其他人則始終搞不懂。

我透過圖像來思考，一向如此。在我小時候，尚未接受語言訓練之前，我腦中沒有文字存在。如今，文字為我腦中的圖像添加了旁白，圖像一直是我的主要「語言」。

揣摩無法口語的世界

讀者不妨花個一分鐘，試著想像一個充滿圖像或感覺的世界。對大部分以文字來思考的一般人而言，他們能夠理解最近似的比擬，就是回想最近做的夢。很多夢是沒有語言的，而是一連串流動的圖像，伴隨著情緒印象。有時候這些圖片所述說的我們能夠意會，因此醒來後可以從中得到某個「訊息」。然而很多時候這些意象詭異、彼此不銜接，我們醒來後只能搔首納悶：「這夢到底是什麼意思？」

爲了想像無法口語的人的世界，我闔上眼透過我每一種感覺來思考。透過觸感來思考是什麼樣子？如果我只能透過嗅覺來跟外界溝通我會如何進行？要揣摩透過觸感和嗅覺思考是怎麼回事，讀者可以想像在海灘渡假，此時腦裡通常會浮現色彩鮮明意象，浪濤的聲音，以及溫暖的細沙等。無法口語的人在思考或發呆時，腦中不會浮現語言，只有感覺印象會進入他／她的意識之中，譬如意象、聲音、味道、觸感和味覺。假使這個人的視覺和聽覺處理功能有嚴重缺陷，他的大腦就要倚賴其他感覺來理解他的世界。他可能只靠觸覺、味覺或嗅覺來思考。這些資料輸入的形式，可能是他從環境中可以獲得精確訊息的唯一方式。說不定這就是某些無法口語的人會撫摸、輕敲或嗅聞東西的原因。這是他們認識世界的方式。

我們一般的生活方式，尤其是我們的教育系統，大部分以分享視覺和聽覺的訊息爲主。試想一下，如果獲取這些訊息的管道經常關閉或運作不良，那麼光是活著會有多麼困難？家長、老師和治療者在協助無法口語的人時，一定要仔細體察他們，了解哪一種感覺的運作最良好。也許聽覺優於其他，也許是視覺。對少數人來說，觸覺才是最主要的學習管道。基本原則就是運用最有效的感覺系統。然而，以無法口語的個體來說，他們運作良好的感覺系統也是因人而異。

有認知障礙與沒有認知障礙

讀者也許會納悶，關於無法口語之人的知覺歷程，我的這些想法從何而來。這來自神經科學的知識，外加很多重度感覺障礙者的現身說法。許多感覺問題比我嚴重的人描述了感覺混淆（sensory scrambling），抑或一種或多種感覺停頓的情形。當他們累了或處在高度刺激的環境，譬如大型超市時，這類情形更常發生。在這一章裡，我納入兩篇談論狄托・慕哈帕德海（Tito Mukhopadhyay）的文章，狄托沒有口語能力，他透過打字描述了他的內在世界，內容詳細得驚人。他提到扭曲混亂的視知覺，也記述了一個有別於「行動我」（acting self）的「思考我」（thinking self）。他控制不了自己的某些拍打舉動，他的身和心脫節。人類大腦包含了有關顏色、形狀和動作的迴路，這些迴路必須共同運作才會形成意象。從狄托對視覺的描述看來，這些迴路顯然各自爲政。他會先看到物體的顏色，之後才能辨別形狀。如果有家長或老師需要照顧無法口語的自閉兒，我鄭重推薦狄托的書《我不用嘴巴說話：自閉的心路歷程》（*How Can I Talk If My Lips Don't Move?*）。

語言能力＝智力？

我們的社會把語言和智力畫上等號。聰明人都是能言善道的人，口才好的人總被視為機巧聰明，拙於言語則被看成呆頭呆腦。我們通常不會打住並質疑：造成語言障礙的並非心智能力（intelligence skills），而是口部動作技能（oral moter skills）。我們沒這麼做，相反地，一見到無法口語的人就馬上認為他是智障。可憐的孩子／大人，他不會說話。而且我們腦海中持續著最具殺傷力的思維：所以他腦袋空空。

在自閉症群體裡，這種情況也同時存在。我們認定那些無法口語的人——尤其是打從出生就不會說話的小孩——認知能力較低或有限。《精神疾病診斷與統計手册》第四版把自閉症定義為，百分之七十五在智商測驗上的表現為智障程度。這啓動了一個惡性循環：我們對這些孩子沒什麼期待，因此他們受到的教育機會也較少。我們不鼓勵他們學習，因為我們已經認定他們學不會。我們要這些孩子接受智商測驗，利用這項對這群人來說大致上並不適用的測驗工具，拿他們的低落分數來確認他們心智功能受損。

被低估的能力

在我看來，這是一個嶄新的時刻，讓我們重新思考無法口語的自閉症患者處境，也該要認清過去二十年來我們對待、教育這群人的先入為主觀念徹底錯了。所幸，自閉症社群裡的其他專業人員也正在做出同樣的結論，許多研究陸續闡明了該群體的隱藏能力。專家一般都認定，約有百分之五十的自閉症患者不會說話。凱瑟琳・羅德（Catherine

Lord），密西根大學自閉症研究的先鋒，點出這個共識可能和實際狀況存在很大的出入。在她二〇〇四年以被診斷為自閉症並開始接受治療的兩歲大孩童為樣本研究，只有百分之十四的孩童在九歲時依然不會講話，而百分之三十五至四十五的孩童能夠流利地說話。

我們目前對無法口語的自閉兒的認識，正被狄托和其他能夠挺身而出的自閉兒所拓展，他們記述了豐富的內在世界和能力，一點一滴慢慢粉碎「不會講話等於腦袋空空」的看法。隨著無法口語的自閉症患者愈來愈能夠利用日益普遍的另類溝通輔助工具，我們慢慢發現，很多自閉兒自行學習閱讀，有些學會不只一種語言，這些人對周遭環境有高度的覺察力，他們自學的成果遠遠超乎父母和老師的想像。出狀況的是他們的身體，不是他們的心靈。

用其他「語言」發聲

而且他們有很多話要說。艾曼達・巴格斯（Amanda Baggs）即是一例，她上傳在You Tube的九分鐘短片「用我的話來說」（In My Language）發人深省。影片一開始我們看見她在一扇大窗戶前，揮動雙手前後搖晃。她做出一連串奇怪的重複動作，同時伴隨著怪異地吟唱：用手撥動項鍊，拿紙拍打窗戶，手在鍵盤上搓摩，拿金屬環在門把上晃動。接著螢幕上出現「翻譯」二字，然後這位不會說話的二十七歲自閉症患者條理分明地解說她的思路和行爲，令人著迷。她說明觸覺、味覺和嗅覺如何幫助她與環境「持續對話」，她以一種不容人忽視的方式，讓我們一般人對那群不會講話的人刮目相看。我本身很佩服她，還有其他人能夠站出來表達無法口語的自閉症患者的心聲。該是他們「發聲」的時候了。

當我們接觸這些不會說話的自閉症患者時，至關重要的是，要精確判知他們能力的程度和面臨的挑戰，而非根據他們的口語能力妄下判斷，更非根據他們的智商測驗分數。很多重度自閉兒確實有心智障礙，這是事實沒錯，只是所占的百分比遠比我們目前所認定的要少得多。

訊息處理遲緩

對於大多數不會講話的自閉症類患者而言，他們的大腦在處理訊息上是遲緩的。這也許是因爲接收訊息的管道比較少，又或是與外界的連接方式比較像撥號連線而非高速網路的緣故。他們需要多一點時間換檔，好讓他們從某個活動轉換到下一個活動。在自閉症患者和其他很多發展失調的人身上，注意力的切換過程很緩慢，不會講話的自閉症患者比其他較輕微的患者還要更加緩慢。運用感覺統合療法的開創先鋒之一羅娜・金（Lorna King）在一次演講中提醒在場出席的治療師留意所謂的「消除」（clipping）現象，不管自閉兒有沒有口語能力，這種現象都可能出現。他們注意力切換的過程可能極其遲緩，以致於遺漏了老師所傳遞的大半訊息。這種情況最常發生在孩子必須將注意力切換到新任務的時候。舉例來說，假設我跟某個正在玩玩具的小孩說：「果汁在桌上。」這孩子可能只聽到「在桌上」。爲了避免這問題，家長或老師應該用「湯米，聽我說」這類的話，先擄獲孩子的注意力，接著再傳達指示或重要訊息。如此一來第一句話即使被「消除」也無關緊要，因爲此刻訊息輸入管道已經打開，和果汁有關的訊息得以通行。

恐懼是最主要的情緒

所有的行爲都有原因。當不會講話的孩子鬧脾氣，恐懼也許是主要因素。就我自己來說，夜裡突然出現細微拔尖的聲響依舊會挑起我一絲絲恐懼。二十多歲時常有的那種心口怦怦跳的巨大恐懼，如今被抗憂鬱的藥給控制下來。用來消除這些巨大恐懼的認知或行爲療法對我並不管用。其他自閉症患者的自述也指出，某種聲音或感知會引發恐慌。最近我在猶他大學做的腦部掃描顯示，我的杏仁核（恐懼中樞）比一般的大。這也許可以解釋我的恐懼反應爲何那麼劇烈的原因。如果有個自閉症患者不會講話，而且會意學習（receptive learning）歷程受損，那麼他可能會把某個無害空間或個人，與某個有傷害性的刺激，譬如煙霧警報器，聯結在一起。在某些案例裡，個體可能會把他在警報器響起時所看見的事物和恐怖的聲音聯結在一起。假使當時他正看著老師的藍色外套，他很可能發展出藍外套恐懼。我知道這聽來很古怪，不過這些聯想性的恐懼記憶經常在動物身上發生。狗往往會對牠被車子撞到的地方感到恐懼，而不是對車子產生恐懼。如果這些聯想能夠被理解，恐懼的對象才有可能被消除。我在另一本書《動物行爲解讀》（*Animals in Translation*）裡深入探討了恐懼的記憶。

重度自閉症患者一遇到新事物很容易產生恐慌。驚喜生日派對可能激得他鬧脾氣，而不是開開心心慶祝。你最好事先讓他慢慢習慣他會在派對上體驗到的事物。這和訓練馬很類似，就像讓牠們慢慢適應未來可能在馬術表演場合看見恐怖的新事物，牠們參加表演前必須在家先逐漸習慣諸如旗幟和汽球等新玩意。最好是讓自閉兒或大人按自己的步調和喜好逐漸趨近、探索。一些不會講話的自閉兒會透過觸摸、嗅聞或品嘗的方式來探索。他們需要一個可以容許他們進行這種探索的特定地點，因爲在超市裡把東西拿來舔，恐怕並不恰當。口語能力受損的人通常能夠了解在某些場合不該做某些事。比如說，如果孩子不吃某個新食物，他可能需要先透過觸摸來搞清楚這是什麼。這樣的活動應該在餐廳之外的地方先進行，因爲在用餐時拿著食物又摸又捏的並不妥當。

自戕行為

有些不會講話的自閉症患者，甚至是某些很會說話的自閉症患者，會做出撞頭或毆打自己的舉動。從他們的自述裡我們發現，問題的根源在於嚴重的感覺課題。孩子很可能低敏感（hypo-sensitive）——缺乏感覺的刺激——而不是在自閉症群體裡比較常見的過度敏感（刺激過多）。在某些案例裡，孩子並不明白他們正在傷害自己，這是因爲他們的觸覺有問題或者身體界線模糊。譬如說，當他們累了或心情不好時，會把腳和腳所踏著的地板混淆在一起。他們可能意識不到自己正在學校坐在椅子上，因此他們在椅子上扭動或蹦跳，以便挑起感覺刺激，好讓自己感到安定。羅娜・金發現，會虐待自己的孩子往往感覺不到疼痛。孩子可能會一直摳皮膚直到流血，因爲他們的感覺接受器不像一般人那樣會回報觸覺感受。讓這類孩子接受羅娜・金提供的安定感覺刺激的活動後，譬如深壓或緩緩搖擺，痛覺回來了。羅娜・金見過習慣撞頭的孩子從開始撞頭到住手的那一刻，因爲他們知道接下來會感覺到疼痛了（關於可能導致自虐行爲的外表看不出來的身體病痛，參見「解決無法口語的自閉症兒的行爲問題」段落）。

控制自戕行爲的最佳方法是以整合爲取向，融合行爲分析、感覺治療、傳統藥物以及生物療法，譬如飲食療法和補充品等，多管齊下的做法通常最有效。很多人在處置自戕行爲時時常犯下這樣的大錯，他們一味地採用單一療法。有些人只用行爲分析而從不試藥物，有些人只用藥物從不試其他方法。這兩種死腦筋的做法都不對。唯藥取向會使得孩子昏沉沉像行屍走肉，一概只採行爲取向會導致措施使用失當，譬如長期綁束縛帶。

不會說話的人聽懂得人們「說話」嗎？

在某些案例裡，不會說話的人具有接受性語言能力，所以聽得懂他人說的話，其他案例則反之。不會說話的人觀察入微，能夠看出爸媽或老師在行爲上的些微差異。有對父母告訴我，他們的孩子有超能力，早在媽媽甚至還沒拿車鑰匙或皮包之前就已經等在門邊。這孩子很可能在媽媽拿鑰匙或皮包之前就從她的行爲看出即將出門的端倪。說不定她動作匆忙倉促，譬如丟報紙。視力不佳的孩子很可能警覺到報紙被丟進垃圾桶的聲音。

在某些情況裡，不會說話的人會對手勢做出回應，而不是話語。假使你的手往果汁比了比，或是把頭轉向果汁，他們可以意會你的動作。測試接受性語言能力的方法之一，是要求孩子做一件奇怪的事，譬如叫孩子把他的書放到椅子上。就某些不會講話的孩子來說，口語的溝通不可行，但是他們學會閱讀，而且能夠透過打字表達自己。他們腦中的語言迴路打結，但還是可以透過書面文字進行溝通。

問與答

家長和老師經常問我該怎麼教小孩。以下是我一再被問到的幾個問題，希望我的答案具啓發性，有助於讀者所面臨的情況。

——天寶

問：我九歲大的兒子跟我（母親）在一起的時候都很守規矩，可是一到學校就會尖叫、踢鬧、撕課本，這是什麼原因？

答：我九歲的時候，學校和家庭環境的一致性能有效防止這個問題的發生。我知道如果我在學校表現不好，回家就會遭受處罰。譬如說，在學校鬧脾氣，回家當天晚上就不能看電視（對一個九歲孩子來說，一個月不能看電視就像五年一樣漫長）。我母親會平靜地告訴我，學校老師今天打電話來，所以晚上不能看電視。我知道規則。在學校行為出問題的原因可能很多，首先要考慮（或重視！）的原因，是日光燈或類似學校鐘聲的噪音所造成的過度刺激。巨大聲響會刺痛很多自閉兒的耳朵。孩子會在教室裡鬧脾氣，可能是因為他擔心恐怖的火災警報器不知何時響起。假使感覺課題不是行為問題的原因，說不定孩子是在試探妳（九歲的孩子大多數都會這麼做），假設是如此，堅持明定的規則比什麼都重要。最後，孩子不見得都喜歡上學，孩子或許純粹就是不想上學。同樣的，言行一致將非常管用。重要的是，妳要明確讓孩子曉得，他們必須遵守哪些規則，妳期待他有什麼樣的表現。

問：儀式行為和刻板行為與強迫性行為是否不同？

答：自閉兒基於很多不同的原因會做出重複性行為。我必須抓一把沙子讓沙從指縫流過，以遮擋刺痛我耳朵的巨大聲音。我會把整個世界抵擋在外。所幸我的老師不容許我這麼做。其次，重複行為出現的原因可能是突然的感覺超載，比如說，孩子一進到大型超市就開始拍打手臂。第三個原因是神經性抽搐（tics），最可能出現在不會說話的自閉兒身上，有時候這些是不自主反應，孩子不太能控制它們。

強迫性行為比較不是原始性的重複行為，在非自閉症的大人身上，強迫性行為往往表現在不停反覆地洗手，或一再檢查門是否上鎖。有些研究者認為，強迫性行為是出於與保健衛生及提防危險有關的腦部迴路功能失常所致。這些古老的原始性迴路在人類和動物身上都有。

另一個重複行為是反覆性思考（perservation，一直在思考某件事，跳脫不出來）。我以前會反覆提出同樣的問題，我問過爺爺「為什麼天空是藍色的？」超過一百次，我很喜歡聽他的答案。反覆性思考和強迫性行為很可能有關，兩者都可以藉由服用藥物來減輕，譬如服用百憂解。我三十一歲開始服用抗憂鬱藥物後，這種固執反覆提出同樣問題的傾向大大降低了。在我身上，抗憂鬱藥物減輕了焦慮，焦慮一減輕，固執的行為也跟著降低了。從社交的角度來說，我同時必須學會，反覆地談論同樣話題會令人感到厭煩。

問：老師要怎麼拿捏去「督促」孩子，使他進步？

答：好的老師有靈敏的直覺，知道要讓孩子進步，就必須「督促」他們到哪個程度。這個能耐多少來自敏銳的觀察，以及密切注意孩子內在與外在的世界。我的語言老師會抬起我的下巴讓我集中注意力。她比較像是倏然地將我帶離自閉的世界。假使她逼得太過火，我會鬧脾氣，反之她逼得不夠，我不會有進步。她必須「溫和地堅持下去」。我的感覺處理障礙較為輕微，所以對這種「直接跟我對上」的方法反應還不錯。

感覺處理障礙較嚴重的孩子一旦碰上老師抬起他的下巴，很可能會把感覺通路全數關閉。遇上這類孩子，老師輕聲細語地說話也許比較能讓孩子有所進步。兒童的學習方式差異性很大，自閉症類兒童更是如此。對某一型孩子來說，老師可以「大剌剌地打開他們的前門」，對另一型的孩子來說，老師得「靜悄悄地從後門溜進去」。

狄托活在感覺混沌的世界裡

在前一段裡，我談到把感覺統合納入自閉症治療課程的重要性。在這一段裡，我要來談一個眞實的案例，藉此說明感覺受損對孩子生活有著多麼深遠的衝擊。

我頭一次見到狄托•慕哈帕德海（見下頁編註）是在某醫院安靜的圖書館裡。他看起來就像典型不會說話、低功能的自閉症少年。他進到房裡後，拿起一本亮黃色的期刊開始嗅聞，隨後在房裡到處奔跑並拍打。他母親把他帶到我所在的電腦旁邊，請我問狄托一個關於自閉症的問題。我跟她說我要問別的問題，這樣他就不可能拿記憶中的答案來回覆我。我從厚厚一疊雜誌底下抽出一本舊的《科學人》雜誌，隨意翻了翻。我看見一張太空人騎馬的圖片，於是我秀給狄托看。他馬上打出幾個字：「阿波羅二號在馬上」。由此我相信，困在狄托功能失調的身體裡的，是一個完好的心靈。

近來在加拿大的一場研討會上，我有了另一次和狄托交談的機會。交談全程，他母親必須不斷催促他注意電腦並回答我的問題。我對他的感覺系統很好奇，於是我問他，他眼中所見的世界是什麼樣子。他說他看到零碎片斷的顏色、形狀和動作。這比唐娜•威廉斯在書中所描述的破碎知覺（fragmented perception）要更嚴重。我問狄托，在學會打字之前，他過著什麼樣的生活？他答道：「空虛」。儘管他母親不斷拉回他的注意力，他能夠集中注意力的時間非常短，我們相處的那一段時間，他只能打出短短幾個句子，之後就因爲感覺超載而結束。

根據庫爾切斯尼（Eric Courchesne）博士的看法，狄托所經歷的視覺處理功能障礙很可能源自異常的大腦通路。大腦擁有三種類型的視覺迴路，分別處理顏色、形狀和動作訊息。在正常的腦部裡，這三種迴路共同運作，將這三個視覺要素融合成穩定的圖像。研究顯示，自閉兒腦部不同區域之間缺乏相互連結的通路。庫爾切斯尼博士認爲，自閉症患者腦部整合大腦系統的巨大神經元異常，所以自閉症也許可以說是罕見的腦神經失聯障礙（unusual disconnection disorder）。

不是每一個不會說話的自閉兒都像狄托一樣，他只是一個大腦某區域跟外界連結斷裂的典型案例。由於他們許多能力有缺陷，家長和專業人員在自閉兒還小的時候，就必

原編註：狄托．慕哈帕德海在三歲的時候被診斷為重度自閉症，但是他母親索瑪（Soma）拒絕接受當時傳統的看法，不認為她兒子無法和外界互動。她讀書給他聽，教他認字寫字，鼓勵他把自己的遭遇寫下來。他們的努力結出甜美的果實，狄托在八歲到十一歲之間完成了一本書：《心靈之樹：寂靜之外》（*The Mind Tree: A Miraculous Child Breaks The Silence of Autism*），記述他如何在最具挑戰性的環境裡成長，以及困在自閉的身體與心靈裡的心路歷程，處處蘊含深刻而令人驚嘆的哲思。

須開始運用不同的溝通方式和社會性互動——譬如運用鍵盤——很重要，好讓另一個和狄托有類似處境的人不會困在空虛之中。

了解無法口語的自閉兒

儘管最近幾年來我們對「高功能」自閉症／亞思伯格症的了解有很大的突破，但是對重度自閉症患者的內在世界依然所知不多。二〇〇七年，狄托・慕哈帕德海的《心靈之樹：寂靜之外》，將一位不會說話的重度自閉兒的心靈世界展現在世人眼前。狄托的新書《我不用嘴巴說話：自閉的心路歷程》同樣撼動人心，深具教育意義，每個關心無法口語自閉兒的人都應該閱讀。

絕不是呆瓜

狄托的母親索瑪是個很出色的老師，她想出各種創新的工具來教導她不會說話的重度自閉兒認字寫字，並且用打字跟人溝通。從一開始，索瑪就認爲自己的兒子一點都不笨，她帶著幼小的兒子接觸新奇事物，也經常讀書給他聽。她不僅讀兒童讀物給他聽，也讀柏拉圖、濟慈、歷史、地理等成人書籍。她跟兒子一起邋鞦韆時，會解說鐘擺的物理概念。她也帶狄托到很多有趣的地方，譬如戶外菜市場、親友家、火車站等。雖然狄托具有低功能自閉症患者的所有症狀，然而他吸收了大量的知識。索瑪本能地知道，她必須把訊息塡進兒子的大腦裡。

感覺混沌和恐慌

在狄托的感覺世界裡，顏色、聲音和味道雜亂無章混成一團。聽覺是他最主要的官能，因此媽媽的讀書聲成了在混沌中理出秩序的熟悉聲音。他的慣常作息只要有一丁點變動，都會令他恐慌大鬧脾氣。狄托描述，讓燈光持續一亮一暗、一亮一暗，能爲他混沌而難以招架的感覺超載帶來秩序。狄托憑恃單一感覺，也就是說一次只能注意一種官能。他不可能同時聽和看，而且最好的學習時間是在早上他還沒覺得疲累之前。

新事物對他來說極其可怕，因爲新事物帶來的感覺、影像或聲音強烈得令他感覺超載，引發恐慌。索瑪慢慢引介新事物給狄托，讓他逐漸學會忍受。當他崩潰時，狄托解釋拍打如何令他鎭定下來，並感到開心。如果他被容許整天拍打，他會什麼也學不到。少量「自我刺激的重複動作」是被允許的，這可以讓他鎭定下來。

狄托討厭事情只做到一半

索瑪發現，鼓勵狄托完成某項任務的方法，就是她先起頭做一部分，留下另一部分，這可以激勵狄托去完成。她運用手按著手（hand-over-hand）的方式來教導狄托許多技巧，諸如穿衣服、穿鞋子和握鉛筆。觸感帶給狄托比視覺更可靠的訊息。教他怎麼穿衣服時，她把手按在他的手上，領著他的手「走完」（walk）整個程序。她逐步留下愈來愈多未完成的步驟讓狄托去完成。譬如，她會在他的一隻手臂穿過袖子，但衣服還套在頭上之際停止幫助他，這時狄托就得自行完成另一半的動作。這項教學必須緩慢持續好幾個月，狄托的動作記憶才會記住整個程序。

說不出物體名稱

狄托做過一項心理測驗，曾錯誤地判定他說不出一般物體的名稱。其實他做得到，只是必須透過迂迴、聯想的方式。他的心靈全然是聯想式的。若想要搜尋物體的名稱，他需要時間藉由定義從記憶裡找出該字。寫下該定義有助於他以聯想的思考方式找到那個字。當出示花的圖片給他看時，他沒辦法簡單地說出「花」。他必須說：「一株植物上具有柔軟花瓣的部分是花」。狄托能夠寫下這個定義，是因爲他接觸過花瓣這個字所代表的物體。索瑪經常讓他接觸新事物，同時指給他看，告訴他名稱。

這本難得的書讓家長、教育者和每一個和無法口語自閉兒相處的人對他們有更深的認識，使得幫助這個群體的人可以更有效地工作。麻州綜合醫院的腦神經專家包曼博士（Margaret Bauman）強調，我們誤以爲無法口語的人之中，有百分之七十五智能不足。我們對重度自閉症患者的內在心智愈了解，我們就愈能精確估量他們的各種能力，幫助他們發揮隱藏的潛力。

解決無法口語的自閉兒的行為問題

對於無法口語的自閉兒來說，他們的行爲問題往往不容易消除，因爲這些人沒辦法說出他們的感受。然而，所有的行爲都是一種溝通。身爲父母親、教育者或照顧者的你，得要懂得明察秋毫，了解一個不會說話的自閉症患者爲何行爲會行爲脫序。

身體不適的變數

如果一個無法口語但大部分時間都很平靜的人，突然變得具有攻擊性或者時常鬧脾氣，首先要留意他是否有外表看不出來的病痛。常見原因包括耳朵發炎、牙齒痛、鼻竇炎、腸胃不適、胃酸逆流（胃灼熱）以及便祕。你得仔細觀察，他可能會撫摸或抓搔疼痛的部位，不吃他以前愛吃的東西，或改變睡眠習慣。胃酸逆流的情況在自閉症類兒童身上很常見，胃痛也許是無法口語的孩子不願意躺下或乖乖坐著的原因。

感覺超載的變數

感覺超載是暴躁行爲突發的第二個原因——而且更爲常見。在大型量販店或人潮擁擠的商店鬧脾氣，通常都是感覺過度刺激所致。學校裡則很可能在大批學生集合期間或之前鬧脾氣，譬如課間休息、午餐時段或集會。最可能引發行爲問題的刺激包括日光燈閃爍、香水、古龍水等其他強烈味道（學校餐廳、烘焙坊、海鮮區、餐廳廚房）、高頻音譬如購物車滾輪的吱吱響、商店促銷廣播或煙霧警報器。本來很平靜或很配合的孩子會害怕進入麥克風曾經發出拔尖回音的空間。他之前很喜歡去的地方可能令他聯想起可怕的刺激源，因而變得很恐怖。讓一般人覺得頂多只是令人煩躁的聲音、味道和質地，對自閉症患者來說可能有如牙醫鑽頭觸到神經那般刺痛。我很難忍受穿起來感覺會扎人的衣服，對於更敏感的人，扎人的毛衣、硬挺的新衣服、雙縫線可能會引起疼痛感。換穿新牌子的襪子說不定會讓他們覺得像是走在灼熱的砂紙上。

解讀出真正的動機

假設排除了潛藏的病痛和感覺問題，鬧脾氣或突發暴躁行徑很可能純粹是行爲上的原因造成的。鬧脾氣、毆打和崩潰的三大行爲原因分別是：

- 無法溝通的挫折
- 引起注意力
- 逃避不想做的事

解讀出正確的動機很重要。找出原因，才找得到對的辦法。否則，儘管要扼止某個不合宜的行徑雖然有可能辦得到，但是另一個出於同樣需求的不合宜行徑還是會冒出來。舉例來說，如果行爲的動機是引起注意，那麼忽略該行爲是正確的回應。然而，假使孩子是因爲無法表達需求而感到挫折，那麼忽略該行爲就會變成是最糟糕的回應。解決的辦法包括教導孩子手語或是擴大性溝通工具（augmentative communication device）。也可以教導孩子有禮貌地說「不」，或表達需求。

寫日誌詳細記錄也能幫助你了解孩子的行爲動機。一個不會說話的男孩不停尖叫，直到媽媽在麥當勞前停車才停止，這是因爲他知道這樣做有效果。換成爸爸開車他卻從不尖叫，因爲他知道爸爸不會順他的意。

在自閉症類兒童身上，沒法溝通的挫折是很常見的問題。他們得要找到法子表達需求和願望才行。假使孩子沒找到有效的溝通方式，他唯一的管道就是行爲。我記得小時候不想戴帽子時，我就會尖叫。我沒有其他方法可以表達我討厭帽子，或表達帽子造成的感覺不適。

一致性帶來安定感

對大部分自閉症類兒童來說，一致性帶來安定，意外會引發焦慮。他們必須知道接下來要進行什麼事。某些自閉兒的感覺處理系統嚴重失調，因此只有觸覺和嗅覺這兩種官能可提供給大腦可靠精確的訊息。如果他們的視覺和聽覺系統接收到混亂的訊息，很可能就得更加倚靠觸覺。這就是某些不會講話的自閉兒會像盲人拿拐杖探路那樣用手摸東西的原因，這類行爲所引發的腦神經回饋能鎮定他們的感覺，這也說明了某些重複性行爲為何經常出現在自閉兒身上。一再反覆做同樣的事——因而得到同樣的結果——的一致性，緩和了瞬息萬變世界所引發的某些焦慮。

提早預備能減緩變化所帶來的焦慮

由於很多無法口語的自閉症類兒童在視覺處理上有障礙，圖片式作息卡（picture schedules）很可能起不了作用。以某個自閉兒之家（group home）爲例，使用觸摸式作息表而非圖片式作息表可以讓突發暴躁行爲和鬧脾氣行徑大大降低。吃早餐的十分鐘之前，自閉兒會先拿到湯匙並握著，淋浴的十分鐘之前也會先發下盥洗毛巾。這種實質有形的物體傳達了接下來要進行的活動，他們的大腦有十分鐘的時間可以處理感覺輸入的訊息。

其他的解決辦法

當今研究也清楚顯示，運動可以降低焦慮和刻板化行爲。在另一個自閉兒之家，大量的運動降低了行爲問題。

某些無法口語的自閉少年或成人需要服用藥物來降低壓力和焦慮，好讓其他形式的行爲改變療法能夠成功奏效。雙管齊下往往是最好的做法。有時輕劑量的傳統藥物結合飲食療法或其他生物療法比單用一種方法來得更有效。

針對重度自閉兒的全任務教學法

教導無法口語的自閉兒完成諸如穿衣或下廚等任務的典型做法，是提供他們圖片式步驟卡（picture schedules），上面顯示完成任務的每一道步驟。對很多人來說，這方式的效果不錯，不過有些人還是沒辦法把步驟串連在一起。要學習譬如做三明治這個簡單任務，他們必須看到某人把**整個**任務從頭到尾示範一遍，每一個步驟都不能漏掉。假使他們沒看到第二片吐司如何覆蓋在抹了花生醬的吐司上，他們對製作三明治的理解就會卡住，因而做不出來。做三明治很容易，因爲經由示範，整個任務一目了然，成品——也就是三明治——很具體而且對孩子具有意義。

所有步驟都不能跳過

「全任務教學法」（whole-task teaching）的概念尤其適合用來進行大小便訓練。訓練重度自閉兒上廁所的一大挑戰，在於孩子可能搞不懂大小便如何進到馬桶裡。圖片步驟卡顯示出馬桶裡有穢物，但是圖片上並沒顯示穢物怎麼進到馬桶裡。和訓練小便比起來，教孩子坐在馬桶上大便往往產生更多問題。這是因爲孩子比較可能直接觀察到尿液如何從身體流到馬桶內。男生尤其容易看到，就算是女生也可以觀察到。但是說到大號，不管男生女生，都不容易觀察得到。如果糞便從身體進入馬桶的這個步驟略過了，這些孩子很可能不曉得該怎麼做。

再者，一般人會認爲，圖片足以說明一切。然而對很多孩子來說，圖片的解說依然太籠統、太跳躍，他們的大腦很難「推論」。有重度感覺問題的人可能感覺不到尿意，或者搞不懂怎麼解便。這些是成功的大小便訓練課程裡必須納入，並詳加解說的中間步驟。

整合其他學習法

有時候，即使透過視覺化教學來示範整個任務還是不夠。很多重度自閉兒的視覺處理功能有許多問題，因此必須透過觸覺來學習。有位治療師透過手按著手的方式帶領孩子「走過」在操場上溜滑梯的每個步驟。這治療師站在孩子身後，一個動作接著一個動作地教，依序移動孩子的手和腳，從爬樓梯開始到坐上滑梯到溜下來，讓孩子了解全程的每個步驟。

教孩子穿鞋也可以如法炮製。這位治療師按著孩子的手，摸摸孩子的腳踝和腳丫子，讓孩子感覺到自己的腳，然後再按著他的手摸摸鞋子內部，好讓孩子在認知上可以將腳滑入鞋子內的動作串聯起來。接下來，同樣是按著孩子的手，觸摸腳丫子流暢地滑入鞋裡的這個動作，讓他把接收到的觸覺訊息，轉換爲認知上的聯結。狄托在他的《我不用嘴巴說話》一書裡，描述他怎麼學習穿衣服。他母親會慢慢地操作每個動作，因此他可以感受到手伸出袖子，頭慢慢穿過領口的整個過程。假使這些動作進行得太快，他會沒辦法處理衣服所提供的感覺回饋，也沒辦法感受這經驗。

重度自閉兒可以學會很多事，但我們絕不能忽視隨之而來並阻礙他們學習的感覺問題。在很多案例裡，感覺問題很嚴重，因而奪走了學習所必需的「資料回饋」，因爲一般人總是不知不覺地接收這些「資料回饋」。全任務、視覺化、以觸覺爲主的教學策略，補充了這個群體的人在進行學習時所需的額外資訊。

天寶博士的小叮嚀

☆好的老師有靈敏的直覺，知道要讓孩子進步，就必須「督促」他們到哪個程度。

☆我們對重度自閉症患者的內在心智愈了解，我們就愈能精確估量他們的各種能力，幫助他們發揮隱藏的潛力。

☆假使孩子沒找到有效的溝通方式，他唯一的管道就是行為。

〔第五章〕

孩子為什麼鬧不停？

行為不會憑空而來，它是孩子和環境互動的結果，而環境包括了人在內。

行為議題

行爲議題是自閉症社群裡家長和專家討論得最廣泛的主題。家長想知道怎麼處理孩子在家和社區裡的行爲。課堂裡的老師應付不了自閉兒突發的暴躁行爲，往往施以處罰，對於那些因爲感覺超載或者誤解人際互動而鬧脾氣的自閉兒來說，處罰沒什麼效果，或根本沒作用。對思考及感知世界的方式與自閉症類疾患的兒童很不一樣的一般大人而言，了解「壞」行爲的起因和教導「好」行爲是一大挑戰。大人必須重新思考自己和自閉症類患者的互動方式，但是多數的大人都沒有能力這麼做。教導孩子關乎道德及行爲的抽象概念並不管用，孩子必須從具體的事例來學習。當我在商店裡用粗魯言詞形容某位女士的外表時，家母會立刻糾正我，並對我解釋，說別人有多麼胖，是既粗魯又不得體的行爲。每一次我做出粗魯的行爲，並因此被糾正時，我都在學習「粗魯行爲」這個概念。行爲必須從每個具體的事例教起。

父母的態度

說我作風老派好了，但是在我成長的年代，也就是一九五〇、六〇年代，大人對孩子的管教比起現在嚴格得多。對於自閉症類兒童來說，這其實是好事。在那個年代裡，學習應對進退是天經地義的事，行爲規範也清楚明白，而且嚴格執行，還有其他和自閉症思考方式一致的積極策略。處罰前後一貫，行爲表現要符合高標準。家母和同一街區的這些媽媽都很注重孩子的言行，重視教養出守規矩有禮貌的孩子。要在社會上當個有用的人，守禮守節是根本修爲，不像現今的人，認爲這是無關緊要的。當今的孩子被縱容慣壞了，我常在商店或公共場合看見很多五、六歲的孩子蠻橫得像個小霸王。他們的父母親總是杵在那兒，束手無策，爲了讓孩子安靜下來，最後總會先讓步。

感覺超載的影響

今天這個步伐快速、以科技掛帥的世界，比我成長的那個世界還要嘈雜繁忙得多。當今世界就本質來說，帶給感覺系統有一種或多種缺陷的自閉兒很多新的挑戰。我們的感官每天遭受轟炸，即便是一般兒童和成人，一天結束之際也難免筋疲力竭疲憊不堪，更何況是感覺敏感的自閉兒，尤其是感覺極其過敏的人。他們帶著有缺陷的身體功能來到這世上，靠著嚴重受損的能力來生活已經夠辛苦了，更別提在傳統的環境裡學習。比起我年少的時候，他們得要多花好幾倍的力氣，才得以準備就緒開始學習。

如何應付感覺／行為問題

要知道怎麼應付行爲問題，首先得分辨出，它是感覺方面的問題，還是行為方面的問題？幫助孩子應付感覺過敏的問題通常要一步一步來。處罰感覺出問題的孩子，只會讓他們的行爲更加惡化。自閉兒有時候會因心智運作遲緩而受挫時出現行爲問題，而行爲問題又會反過來讓心智運作更爲遲滯。上幼兒園時，我曾經因爲老師沒給我足夠的時間來說明家庭作業的錯誤而大鬧脾氣。那作業是要把字母B開頭的物體圈出來，我把手提箱（suitcase）圈了出來，因爲在我們家，手提箱就叫提袋（bags）。

行爲不會憑空而來，它是孩子和環境互動的結果，而環境包括了人在內。想要自閉兒的行爲產生正面的改變，大人得先調整自己的行爲。在電視影集「超級保姆」（Supernanny）裡，喬・福思（Jo Frost）之所以能夠讓孩子的行爲出現顯著的改變，是因爲她先協助爸媽掌控自己的行爲，並學習基本的行爲技巧。這是所有爲人父母、老師和照顧者都必須謹記在心的寶貴一課。自閉兒的行爲，不管好與壞，多半有樣學樣。要改變孩子的行爲，得先檢討自己的行爲。成果可能會教你驚嘆不已！

失能還是不良行為？

在我巡迴各地演講期間，我觀察到很多自閉症類疾患的兒童需要更多的管教。很多家長和老師對於孩子的某些行爲似乎感到非常困惑，搞不懂哪些是不良行爲？還是失能所引發的行爲？

了解真正的原因

父母和老師必須能夠分辨感覺問題所造成的麻煩行爲，和純粹的不良行爲，尤其是對口語能力很強的自閉兒和亞斯伯格症兒童的行爲。在我看來，很多父母和家長對於孩子表現好行爲的期待不夠高，而且也不認爲自己該爲孩子的行爲負責。我成長在一九五〇年代也許是一項優勢，當時的生活比較嚴謹。全家人坐下來一起吃晚餐時，我被期待要守規矩。吃晚飯時屋裡很安靜，所以沒有感覺超載的問題。今天一般家庭的晚餐時段，對於自閉兒來說可能很吵鬧、混亂，壓力很大。不是放音樂就是開電視，兄弟姊妹同時講話或大呼小叫。多虧母親的細膩敏銳，她也對環境中帶給我壓力的因子很敏感。她知道一群人的聲響、過多的聲音和一般的騷動，都超乎我的神經系統所能承受的範圍。每當我鬧脾氣，她都知道原因何在。

建立規則與懲罰

不良的行爲應該要承受後果。父母要了解，以一貫的方式運用處罰管教，對於改變不良行爲很有好處。我吃晚飯時總是表現良好是有原因的：如果表現不好，當晚就不能看電視。其他的不端行爲，譬如罵粗話或嘲笑某女人肥胖，也都要付出代價。我母親也很懂得我在乎什麼，她會拿我看重的事情開刀，譬如取消我的特權。

我跟其他孩子一樣會試探底限何在。父母親可別以爲自閉兒或亞斯伯格症兒童就不會這麼做。母親讓我清楚明白，在家要遵守一定的規矩，而且在學校也一樣。母親、褓母和學校老師聯手合作，我根本不可能從中玩弄挑撥。

如何分辨行為的成因

下列表格顯示了「不良行爲」和高功能自閉症及亞斯伯格症常見的行爲。這些行爲當中，很多是我在工作坊和研討會上遇見的家長和老師直接告訴我的。不良行爲需要管教，若孩子因爲感覺超載或其他自閉症的症狀，譬如不了解社會期待或沒學到適當的社交技巧，而有脫軌行爲或鬧脾氣，千萬別施加處罰。如果你夠了解孩子，知道孩子如何受到各種官能和社會系統的影響，就能夠分辨什麼是「純粹的不良行爲」，什麼是自閉症狀的表現。

應該被糾正的不良行為
自閉症或亞斯伯格症絕對不能拿來當藉口

- 糟糕的餐桌禮儀
- 衣著邋遢，不修邊幅
- 對待老師、父母、其他成人或同儕的態度粗魯
- 罵粗話
- 嘲笑他人（嘲笑別人肥胖或坐輪椅）
- 在公共場合表現不當的性行為
- 在家、學校或社區拳打腳踢，操控大人
- 偷竊並說謊
- 玩牌作弊或體育活動作弊

自閉症或亞斯伯格症所引起的行為
需要一步步調整改善

- 聽到火災警報器響就尖叫，因為耳朵被刺痛
- 在大型超市／購物中心／遊憩場所鬧脾氣，因為感覺超載，或更可能是因為累了
- 脫衣服／過度搔抓／發癢：無法忍受某種質料、縫線、纖維磨蹭皮膚
- 在日光燈下過動和焦躁不安
- 字跡散亂：往往是因為精細動作技能不足（允許孩子使用打字機或電腦來代替）
- 由於大腦遲緩，沒辦法一心二用
- 沒辦法聽懂一長串的口頭指示，需要書面說明來輔助

處理毆打、咬人、踢鬧的創新方法

利用束縛帶來約束毆打自己或對機構人員動粗的自閉症成人，一直存在著爭議性。金・桑德絲（Kim Sanders）和在東北部格拉夫頓中心（Grafton Services）的同事找到了創新的方法，減少在個案崩潰時使用束縛帶的狀況。創新的方法不僅讓個案和機構人員都不會受傷，而且還幫助某些個案減少用藥。

綁束縛帶絕不是唯一的辦法

首先，機構人員必須相信這是可行的。要改變「綁束縛帶是處理危險行爲的唯一做法」這個觀念，需要主事者全力支持。這個新方法既聰明又簡單，那就是使用某個柔軟的東西來阻擋個案的行爲。譬如拿沙發坐墊或懶骨頭這類又大又軟的物體來當護罩擋板。受過訓練的人員讓個案捶打這些柔軟護罩，但不用來推擠個案。其用意在於阻擋個案對自己或他人造成傷害。對於行爲問題極爲嚴重的個案來說，使用有塡塞物的護罩或棒球裁判護胸的效果很好，因爲這類軟墊有把手。假使個案會踢人員的腿，那麼人員就穿上足球軟護脛。假使個案會咬別人的手，人員就會戴上有護墊的手套。個案攻擊柔軟物體發洩之後，似乎都會鎭定下來，反之，強硬地綁束個案只會讓他更憤怒或害怕。對於會用頭撞人的個案，人員則戴上長刷毛的洗車手套，舉起手靠近個案的頭，讓他撞擊手套。個案通常很喜歡手套的質感，並且會停止撞擊，事後人員會把手套送給個案。

某些行爲分析師認爲，這種做法會強化不良行爲。對此，桑德絲回應：「你不可能在緊急的情況下施敎，這些方法只用於緊急情況。一旦危機解除，你必須回歸行爲療法。」

桑德絲和她的同事嚴謹地證明了這個方法的效果，並在二〇〇八年美國自閉症協會研討會上發表相關數據。他們所呈現的圖表顯示，自從他們使用新方法後，對暴力個案使用束縛帶的次數降低了。二〇〇五年，在他們的機構內使用束縛帶的次數是一千四百次，到了二〇〇八年，次數降到只有八次！成效多麼驚人。

此外，職員受傷次數和流動率也下降。當職員開始相信新方法有效，他們變得愈來愈有創意，頻頻開發新做法。不過話說回來，這新方法之所以有效，關鍵在於主管的全力支持，確保職員受過相關訓練並使用得當，同時監控這項做法持續地作用在個案身上。

我個人被捉弄和霸凌的經驗

小學時我交了一些朋友，因爲其他的小孩喜歡跟我一起做勞作和工藝。我很擅長製作其他小孩感興趣的東西，譬如風箏和樹屋。但我在高中時碰上大問題。

上高中後，青少年聚在一起單純出於社交聯誼，很會做工藝或自然科習作並不會爲你的社交活動加分。小孩子的順口溜說：「棍棒石頭可能會打斷我的骨頭，辱罵傷不了我一根毫毛。」這說法並不對，惡意的言語其實很傷人。

轉化憤怒的情緒

起初我對別人的捉弄總是很生氣。曾有個女生罵我「智障」，我氣憤之餘把一本書扔向她，之後我被踢出了那間大型女子中學。初三時我轉到一所小型寄宿學校，那裡專收有天賦但麻煩的學生。上學不到一個禮拜，被捉弄的情形又開始了。因爲我很瘦，他們叫我「皮包骨」和「錄音機」。我氣不過，於是回以拳頭。有次在學校餐廳演出全武行後，我可以騎馬的特權被取消了。我眞的很愛騎馬，所以痛下決心不再打架。打架的後果對我的衝擊很大。

但是我的憤怒並沒有消失。我必須找到發洩的出口，憤怒不會自行消失。於是每當被捉弄我就哭。我常在想，如果男生被捉弄的反應也是哭泣而不是惱怒，那麼恐怖的校園槍擊事件也許就會停止。很多校園槍擊事件的主因都是捉弄。我認爲我們的社會太過強調把男性教成硬漢。

即使到了今天，我還是靠哭泣來消除憤怒的情緒。在工作場合大發脾氣是不被人接受的，因此如果我想哭，我會找個隱密的地方發洩。

善用天賦，參與團體活動

我上了新罕布什爾州的法蘭克林皮爾斯大學（Franklin Pierce）後，很多好老師幫助我。但被捉弄依然是個問題。同學都叫我「瘋婆子」。直到有些同學發現我有一些他們感興趣的才能和有用技術，這種情況才有所轉變——被捉弄的情事才告終止。我開始參加學校的才藝表演，花好幾個鐘頭製作布景，在某些短劇中演出。我替古皇宮戲院（Old

Palace Theatre）製作招牌，以亮銀色爲底，漆上橘色和綠色的字樣。我還用尖嗓子唱了一些好笑的歌。

除非你打入其他人的圈子裡，否則被捉弄的事會一直持續下去。我強烈建議自閉症／亞斯伯格症患者參加他們擅長的特殊嗜好社團，譬如電腦社、藝術社、數學社、空手道社等。這些社團不但是避風港，而且可以提升自尊自信。和有共同興趣的人在一起也比較交得到朋友。

正如我之前一再提到的，才華需要培養。家長和老師要幫助孩子拓展可以和其他同學產生交集的興趣。舉例來說，孩子很有藝術天分，可是他畫來畫去老是畫門把。技能需要擴展。幫孩子報名繪畫課就是很好的第一步，讓孩子學習畫不同的主題。我記得我上過素描課，而且花了整整兩小時畫我的鞋子。上大學後，直到我製作出校內表演的布景，其他同學才開始對我的藝術才華感興趣。我們有了共同目標——校內表演——而且我成了某「團體」的一份子。

雖然高中時我也製作了幾齣戲劇表演的布景，但是十多歲的少年太熱中交誼，無法欣賞我的才能。有才華的自閉症或亞斯伯格症患者也許應該避開高度熱中聯誼的學生群。孩子不妨修一些大學課程或社區學院課程，和知識程度相當的同儕相處。大學生比較成熟，比較能看見並欣賞別人的才華，也比較不會捉弄別人。在高中，我退出了同學的交誼圈，因爲我實在應付不來。直到大學才藝表演時，才再度打入同學的圈子。

粗魯是不可原諒的

最近我出席了一場美國自閉症大會，同樣也出席的幾位亞斯伯格症成人，他們粗魯的行爲把我給嚇壞了。其中有一位走到我面前說：「妳××的是誰啊？」在兩場主要的研討會中，他也唐突地打岔，因爲他堅決反對「找出方法治療自閉症」這個概念。當天稍後，這個人主持了一場亞斯伯格症患者分享生活點滴的討論會。討論期間，他的舉止態度溫文有禮，顯然只要他願意，也可以表現得宜。

弱勢＝特權？

最令我難過的是，這些人以爲，基於自己是亞斯伯格症患者，所以周遭的人都應該容忍他們的粗魯行爲——「失能」使得他們多少可以置身於我們所遵守的社會標準之外。不管喜歡與否，社會規範是存在的，人人都得依循，無論是「弱勢」群體或主流社會都不能例外。身爲團體的一份子，我們都得學會規則，按照社會所認可的方式來作爲。自閉症患者和亞斯伯格症患者也許會覺得要達到這些標準很難，但是有自閉症或亞斯伯格症並不代表就可以對此不加理會。

我並不全然反對這些亞斯伯格症患者和其他與會者分享的某些觀點，但我不禁在想，他們傳達自己的想法時，可以如何更有效，好讓與會者願意聆聽並加以思考。粗魯的行為必然會產生後果，而且大多數都是負面的。一般而言，粗魯的行為或明目張膽的反社會行為有：

- 馬上引起反感；大多數人都討厭粗魯的人
- 讓人感到不舒服、不安
- 關閉溝通管道
- 讓人很快對你有不好的看法，不管這些看法是否有道理或根據
- 讓你和他人產生隔閡，降低進一步接觸的機會
- 被視為個人弱點，沒有能力「控制」自己的情緒

縮短差距，互相尊重

我們這些有自閉症／亞斯伯格症的人，活在自身需求被嚴重忽視的社會裡，為了「融入」這極嚴苛、緊張甚至折磨我們的神經的世界，日復一日面對著困難和挑戰。很多亞斯伯格症患者感到氣憤和不滿，這可以理解，也很合理。然而讓人匪夷所思而且也沒有

道理的是，基於這些情緒而產生的粗魯「脫序行爲」，並且以自閉症之名要大家接受他們的行爲。

自閉症社群和一般文化之間依然涇渭分明，但是透過教育、自覺和經驗，這些差距正慢慢縮小。改變一點一滴進行，在這過程中，我們每個人都扮演著一定的角色。亞斯伯格症患者若冥頑不靈地以爲，他們可以爲所欲爲，不理會「人人要彼此尊重」的這個社會規範，現存的裂隙就會擴大。這使得我們和你們之間截然的對立心態——「你們是錯的，我們才對」——持續下去，也使得我們某些自閉症類患者試圖要扭轉的負面刻板印象——自閉症患者都很頑固、抗拒改變、不肯妥協——持續下去。這些都是自閉症類患者的特徵沒錯，但是凸顯這些固定不可變的人格特質，只會進一步鞏固自閉症患者皆「失能」者的印象。

力求完美

有一些擅長畫畫或具有特殊才藝的自閉兒，經常毀損自己的出色作品，只因爲它不是無懈可擊。知名的自閉症患者史恩・巴倫（Sean Barron）說，他曾毀壞一架自己不知花了幾個鐘頭才完成的精美飛機，因爲他發現了某個小瑕疵。在他心目中，飛機不完美就沒有價值。另有些孩子也會刪除電腦裡的美術作業，因爲他覺得不夠好。有些孩子則因爲拼字出現小錯誤，或者塗改的地方太多顯得凌亂，結果把好幾頁的家庭作業全撕毀。

隱藏的能力

也有些自閉兒會隱藏自己的能力。有位媽媽發現，就她所知不會閱讀也不會說話的兒子，竟在谷歌網頁上打出「憂鬱」二字進行搜尋。這和記住卡通人物的名字然後在YouTube上搜尋相關影片很不一樣。記住卡通人物的名字不需要閱讀技巧，但是打出「憂鬱」或「伊拉克」，顯示孩子具有某種閱讀能力。我建議這位母親下載電腦的快取記憶體，瀏覽孩子的搜尋歷史，來判定他是否閱讀和「憂鬱」或「伊拉克」有關的文章。這兩個字當然都不會出現在孩子的學校作業中，他透過周遭的人得知。從瀏覽他的搜尋紀錄當中，這位母親可以判定兒子是否隱藏了閱讀能力。

即使專家也不可能完美無瑕

自閉症和亞斯伯格症患者的思考方式傾向非黑即白，他們以兩極對立的眼光來看待自己和世界，這個傾向使得他們力求完美。即使小到不行的失誤在他們眼裡都像重大失敗，當他們的努力或周遭事物不能符合這全有或全無的標準時，就會引發高度的焦慮。

我和很多自閉兒的父母親談過，他們的孩子擅長畫畫或擁有某項長才，卻因為看見某個微小瑕疵，結果把整件作品都毀掉。父母必須以具體的方式教會孩子兩件事：⑴技術是連續性的，⑵不同等級的工作需要不同等級的品質。首先，跟孩子解釋，即使是某個領域裡頂尖專家的作品，也可能有不盡完美的地方。比方說，國家地理雜誌的攝影師肯定是攝影這一行的佼佼者。時代雜誌或新聞周刊的攝影師也很優秀，但比不上國家地理雜誌的。換句話說，攝影作品在品質上的等級不同，這些等級可分為：

- 專業攝影師——任職於國家地理雜誌
- 非常優秀的攝影師——任職於紐約時報、新聞周刊、華爾街日報
- 好的攝影師——從事婚禮拍攝、拍攝人物特寫照或工商用照片
- 好的業餘攝影師——拍攝很不錯的風景照或旅遊景點照
- 拍快照的攝影師——拍一般品質的快照
- 糟糕的攝影師——照片品質很糟：頭被切掉、曝光、沒對焦或其他明顯的錯誤

品質等級越往下，照片的失誤越多。同樣重要的是，讓孩子看最棒和最糟的具體實例，好讓他知道如何看待「完美」這概念。如果你仔細瞧，還是可以在國家地理雜誌上的照片找到缺點，他們的照片不見得全都無懈可擊。照片品質落在前三等級的人都可以在攝影這個行業裡有很好的發展。

讓孩子看到不同等級攝影的具體視覺呈現，有助於他們更加了解技術的連續性。師長可以秀出各種等級的照片給孩子看，甚至協助孩子按品質加以分級，藉此強化這些觀念。孩子於是可以試著區分國家地理雜誌等級或時代雜誌等級的照片，而不是完美無瑕的照片。孩子看著自己拍的照片時，也可以自問：「這照片稱得上是前三等級的嗎？」而不會因爲不夠完美而氣憤地撕毀照片。

品質量表的運用

我開始打工時遇上相反的問題。有時候我會潦草地做一些自己也不感興趣的作品。二十多歲時，我做過一份很潦草的商品型錄。有一個讓我進步的好方法，就是給我看好品質的作品，再拿劣質作品加以對照，並且解釋好在哪裡、壞在哪裡。譬如說，扭曲皺摺是不能被接受的，缺頁也是不被接受的。以優秀（但不全然完美）到糟糕的不同等級來評量作品品質。這些等級區分和用來教導自閉兒／亞斯伯格症患者不同情緒程度的量表很類似。

品質量表可以多方運用，從寫作到寫電腦程式都可以。以寫作來說，等級可以從文學作品、新聞寫作到差勁的學校作文。讓孩子看見每個等級的具體事例很重要。

自閉症與宗教：教導善的概念

很多家長與我分享，他們渴望把家人所信仰的宗教教導給自閉症或亞斯伯格症的小孩。有些父母親納悶著孩子是否能夠懂得上帝、至高力量或靈性的概念，或甚至能否懂得《聖經》或其他宗教文本的基本訊息。

以具體教導取代抽象思維

多年來我了解到，有一種摻雜了情緒的高階抽象思維存在，而那思維是我所沒有的。在我腦子裡，情緒和思維是分開的，兩者不會相互糾纏彼此影響。思考是具體的，而且以圖像的方式顯現在我腦中，因此對我來說，鼓舞人心的事沒有意義，如果那沒能教我一些很具體的事。

但是我還是受到良好的宗教教養。我的家庭每禮拜日都會上聖公會教堂。每星期這類外出活動對我而言沒什麼意義，我對教堂裡進行的事一點也不感興趣。去教堂必須穿的襯裙令我發癢難受，事實上，上教堂最讓我受不了的地方就是要穿上最漂亮的衣服。主日學校也很無聊，我通常整堂課都在玩填字遊戲。

具體的教導才是我能理解的事。比方說，我至今都還記得聖誕禮拜。每個聖誕節，教會裡每個小孩必須帶來一樣好玩具送給窮人家的孩子。有一年，我帶溜溜球來，媽媽告訴我，我必須給一個更好的禮物。那一次的聖誕禮拜，牧師站在堆滿捐贈玩具的馬槽旁說：「施比受更有福」。這種具體的教導我可以理解。

透過宗教學習正向思維

自閉症和亞斯伯格症的心靈習慣停留在負面消極的事，這是家長和專家應該留意，並找出方法來對治的。接受積極正面的教導對於自閉症或亞斯伯格症的孩子很有幫助。方法之一就是透過宗教訓練。幫助孩子懂得該怎麼做，以具體的方式，示範付出、積極助人的行動，可以抵消負面消極的思維。如果孩子問起負面的事，譬如聖經提到的丟石頭砸人，我會建議父母親跟孩子說，在當今社會裡大部分的人都不會這麼做。說明以具體、簡單爲上。

宗教的教化功能

對於天主教家庭來說，送給孩子一只「想想耶穌會怎麼做？」（WWJD, What Would Jesus Do?）的項鍊或鑰匙鍊會是很不錯的積極做法，繼而以具體的例子教導孩子在各種情況下耶穌會怎麼做。比方說，耶穌玩遊戲時不會作弊，祂也不會說謊或偷別人的玩具。小時候我曾經偷另一個小孩的玩具消防車，媽媽要我還回去。品德的教養一定要具體。品德好的人是會替別人著想的人。我記得小時候媽媽告訴我的一句話，當時她被我搖醒而睡眼惺忪，她告訴我說，為了打開黏住的膠水瓶而把她搖醒，是很不體貼的舉動。公平的遊戲和運動家精神也很重要。耶穌玩遊戲光明磊落，即使輸了也不會不光彩。他輸掉遊戲不會大叫大鬧。遺憾的是，現今有很多運動明星在電視上出現不正當的行為，但從沒付出代價。看見知名的棒球手踹了電視攝影師卻沒受到處罰，自閉症或亞斯伯格症（或任何）孩子會從中學到壞榜樣。如果孩子看見這種事，父母親必須要跟孩子說，耶穌不會這麼做。

以具體的方式，運用特定的例子，教導孩子慈愛。比方說，帶一朵花送給安養院裡的老婆婆。父母親可以透過無數的方法，每天實踐「善」的這個宗教根基，跟自閉兒分享信仰的真諦。這比教孩子背誦課文、或他們很難搞懂的高階概念還更重要得多，而且能讓孩子在將來受益良多。

天寶博士的小叮嚀

☆在我看來，很多父母和家長對孩子表現好行為的期待不夠高，而且也不認為自己該為孩子的行為負責。

☆個案攻擊柔軟物體發洩之後，似乎都會鎮定下來，反之，強硬地綁束個案只會讓他更憤怒或害怕。

☆以具體的方式，運用特定的例子，教導孩子慈愛。

〔第六章〕

交朋友

在我看來，很多老師和家長都犯下一個大錯，就是想要改造自閉症或亞斯伯格症患者，讓他們變成不像自己的人——比方說，把這些不善交際的怪咖書呆子變得不那麼討人厭。

社會功能

無數的科學文獻探討了自閉症類患者的社會功能及心智理論（Theory of Mind）。心智理論意指了解他人想法的能力。這種能力最根本的形式，就是能夠理了解不同的人有不同的想法。心智理論牽涉到看待事情的不同角度，亦即「從別人的觀點」來思考與理解某件事或情況。這些全屬於社會性思考的能力，在一般人身上從小就會自然發展出來，不需要正式的教導。大多數人，包括教育者在內，也會認定，每個人身上或多或少都具有這種技能。但是自閉症患者卻例外。

無法從不同的角度看世界

由於缺乏功能良好的社會性思考，高功能自閉症患者或亞斯伯格症患者在課堂和社交上總是吃盡苦頭，他們時常遺漏那些夾雜在一般交談口語裡的細微差別，或非口語的肢體訊息。這種缺陷很普遍，即便是高智力者也不例外。比方說，一個中學生也許可以滔滔不絕談論各種類型短吻鱷在解剖構造上的差異，但他同時也很有可能不懂得與人交談時要直視對方，以表示對他人談話內容感到興趣這個簡單的社交常規。在高功能自閉症患者的世界裡，有高度的口語能力或智商，不代表具有同樣的社交和社會思考／推理能力，說不定連最基本社會技巧也沒有。

重度自閉症患者無法洞察基礎層次的心智理論，而且無法從不同的角度看待事情。我一向可以通過簡單的心智理論測驗。這類測驗的其中一個例子如下。我和吉米與鮑伯在一個房間內。鮑伯把一根棒棒糖放進一個盒子裡，然後吉米離開房間。鮑伯趁吉米外出時把棒棒糖從盒子裡移到抽屜內。當吉米回來時，我知道他以爲棒棒糖依舊在盒子裡。如果我的心智理論受損，我會認爲吉米也知道棒棒糖已經移到抽屜裡，因爲我看見這過程，所以我知道，那麼既然我知道，所有人也應該都知道。

我純粹是用逼眞的視覺化思考來應付這個測驗。我想像吉米被門關在屋外，所以他看不到棒棒糖被移動了位置。不過我接受較複雜的心智理論測驗時，成績就很不理想，因爲測驗內容必須記住與孩童及冰淇淋車有關的一連串事件。況且這測驗是以口頭陳述的方式進行，這使得以圖像思考的我倍感吃力。我對口述文字的記憶力很差。每當我問路時，都必須書寫下來才記得住字句的先後順序。接受較複雜的心智理論測驗時，我的問題不在於了解另一個人的觀點，而是在於字句排序的能力（sequencing skills）。書面文字對我來說最有效，對大多數的自閉症類兒童和成人也是如此。

心智的視覺理論

從我很小的時候，母親就透過視覺化的例子教導我了解別人感受的重要性。我八歲大時，吃東西都是張著嘴咀嚼，媽媽屢次告訴我，咀嚼食物時要閉上嘴巴。她不時這樣叮嚀我，但我無法理解閉上嘴巴爲何那麼重要，始終依然故我。有天放學回家後我跟母親說，我看見同學比利吃東西張著嘴咀嚼，張大的嘴巴很像垃圾車曝露出內部，讓我覺得很想吐。媽媽輕聲地跟我說：「妳吃飯時嘴巴張開的樣子就像垃圾車的內部，也讓我很想吐。」於是我懂得媽媽和我有一樣的感受。要了解別人會產生什麼感受，我得自己先親身經歷。不怎麼倚靠視覺而是以口語來學習的孩子，可以從口頭的教導學會閉嘴咀嚼的原則。

避免抽象

反過來說，喜歡進行抽象性思考的人，很難了解何謂具象方式思考。自閉症類患者所能從事的行業，也有賴具象的思考。我設計屠宰場設施的這份工作，無一是抽象的。設計和建造東西需要的不是抽象思考，這是我樂在工作的原因。我從改善動物的生活條件裡獲得莫大成就感，如今美國和加拿大的食用牛半數以上都在我設計的屠宰場裡接受屠宰。我看見了自己設計的產品帶來具體有形的成果，這一點也不抽象。我也從幫助家長和老師在解決孩子的問題中獲得莫大滿足感。每當有家長告訴我，我的書如何幫助他們了解孩子，或如何更有效地協助孩子，我眞的很開心。

教導高功能自閉症／亞斯伯格症兒童生活規範，以具體的方式說明最有效。別跟孩子說：「你要乖，因爲這樣才對。」「乖」和「對」對於自閉兒具體化思考的心靈來說太抽象了。反過來，你要明確地說：「你應該輪流玩遊戲，如果有小孩子在玩遊戲，你會希望他給你機會可以一起玩。」另一個具體的例子是：「不能偷拿別人的玩具，如果別人偷拿你的玩具，你也會生氣難過」。用這個黃金法則教導孩子，一次舉一個特定例子。

我做故我在

擁有好的職業對我來說很重要的另一個原因，在於我靠行動而存在，不靠感覺而存在。我可以處理知識的複雜性，但處理不了情緒的複雜性。我生活中最大的滿足來自動手做東西。我和他人處得最好的社會互動，總是和那些擁有共同興趣的人一起達成目標，譬如製作器具或研究動物行爲。我的很多朋友不是在動物行爲的領域裡從事器具設施的建造，就是致力於動物福利的議題。我也有很多好朋友屬於自閉症群體。我的職業給了我生命意義。這是很多「科技通」共同的感受。對我來說，智性的推理和知識極其珍貴，這也就是十年前我們大學圖書館淹水令我難過不已的原因。無數的書籍被毀壞。

過去數十年來我參與自閉症／亞斯伯格症社群，發現這光譜範圍內的人面對人生和世界的方式有些和我相同，有些則不然。對於一些高功能自閉症類患者來說，社會情緒面的大腦迴路比較活絡，因此他們與他人在情感和情緒上的連結在大腦運作上占了較大的比例。然而這也在他們生活的很多層面造成更深的挫折，譬如交友和約會。我過的單身生活並不適合他們。我和史恩・巴倫於二〇〇五年共同完成《社會關係的不成文規則》（*Unwritten Rules of Social Relationships*）一書期間，我對高功能自閉症患者這個情緒差異的光譜，有了更深的認識。看見我們兩個各自事業有成的自閉症患者，以完全不同的方式和這世界產生關聯，以及我和他的相同與迥異之處，著實讓我大開眼界。當時史恩・巴倫交了一個女友，感情生活很美滿，我很替他開心，但是那樣的生活我過不來。談戀愛這種事對我來說太抽象了。一篇論及我和他之間差異性的文章也收錄在這個章節中。

以感覺為基礎的同理心

我可以透過感覺來同理別人，而不是透過較爲情緒性的抽象方式。當我看見牛隻陷在泥巴裡，我可以同理牠那又冷又悲慘的感覺。另一個我可以同理的事情是身體上的痛苦。二〇〇七年的房貸風暴讓很多人失去他們的房子，這令我憤怒。丹佛機場一位爲人擦鞋的女士，採用了她一知半解的浮動利率抵押貸款後，因爲付不出持續攀升的款項而失去她的房子。看到商人占窮人和社會上低教育程度者的便宜並從中牟利，令我相當憤怒。

在自閉症光譜範圍內的人往往有強烈的正義感。大腦內專司正義感的部位，說不定和負責人際情緒連結的神經迴路是區分開來的。這種社會正義感也存在於我身上。每當我看到報上報導不肖商人使民眾失去房屋的事，就氣得火冒三丈。

以具象為基礎的意識形態

大學時我修過心理學，念過馬斯洛的金字塔需求理論。人類最底層的基本需求是食物、棲身之所和安全感，最高層的是自我實現這個抽象概念，這概念對我而言依然含糊朦朧。我比較關心的是金字塔底端的需求，在具體層次上對人們生活的影響，我對意識形態比較不感興趣。具體的結果我懂。我唯一感興趣的意識形態，是可以在最根本層次造成實質內涵眞正改善的那一種意識形態。在自閉症／亞斯伯格症患者的世界裡，就是能夠爲自閉兒帶來良好成果的那種意識形態。無法口語的孩子應該有機會成長，在自閉兒之家過有意義的生活，說不定還能依照他功能運作的程度，而謀得一份差事。高功能自閉症患者應該能夠獨立生活，投入就業市場，依照個人的興趣和見解對社會做出貢獻。對於聰明絕頂的亞斯伯格症患者，完成大學教育和擁有一份職業生活是很合理的目標。

戀愛與婚姻關係

有些高功能自閉症患者，可以在情緒上與人連結，他們在社交上追求的不僅是友情，還有戀愛關係，他們很可能談戀愛，或和志同道合的人結婚。以共同興趣為主的社交聯誼，譬如參加科幻小說社團或歷史社團，往往促成了這些人的第一次約會。我和很多太太聊過，她們對自己亞斯伯格症的先生有許多無法理解的地方，她們很擔心另一半不善交際。我告訴她們，社交技巧是藉由學習而來的，就像學習戲劇表演一樣。他們的大腦迴路也許沒安裝情緒性的連結，但是他們會是好配偶好爸媽，而且很忠誠。這些人往往具有很好的特質，譬如誠實、奉獻、堅定不移而且有正義感，這些都是維持婚姻的良好特質。

書呆子又如何

在我看來，很多老師和家長都犯下一個大錯，就是想要改造自閉症或亞斯伯格症患者，讓他們變成不像自己的人——比方說，把這些不善交際的怪咖書呆子變得不那麼討人厭。

這是行不通的。教導他們與人交際聯誼是很重要的目標，而且不容忽略。但是，這世界是由形形色色的人所組成，此外，輕微的亞斯伯格症患者往往都是不善交際的怪咖，記牢這兩點對大家都有好處。我可以學會社會規則，但是我身上從沒潛藏著存在於某些人身上的社會性情緒連結。聯結大腦那些區塊的神經迴路就是沒安裝在我腦袋裡。

我聽過一個令人難過的故事，有個媽媽不讓十多歲兒子上他最愛的電腦課，要他改上促進社交技巧的課程。這樣做實在大錯特錯，原因有二。首先，這剝奪了他發展才能和興趣的機會，而這才能和興趣很可能會是他未來求職的一技之長。其次，在他跟電腦班上同學——志同道合的人——的相處中，他的社交經驗自然而然會開展和進步。快樂的書呆子也許可以到賞識他的矽谷上班，在職場上出類拔萃。不快樂的書呆子到頭來一無長才，一事無成，而且更有可能一直沒學會成功地與人交際。那些認爲社交聯誼是生活終極目標的人，忽略了電話、社群網路、簡訊，和燃起他們與人交際之熱情的其他電子產品，都是由某種程度的自閉症患者所發明的。這些怪咖書呆子在他們所發明的科技上展現狂熱，好交際的人則狂熱於透過科技交誼，並且把科技產品視爲身分地位的表徵，並且加以炫耀。一者比另一者「優」嗎？我並不這麼認爲。

明樞博士曾透過核磁共振攝影對我的大腦進行掃描，結果發現，我天生對錄影帶裡的物品比對人物更有興趣。接受掃描時，我對掃描的目的毫無所悉。研究者放映一系列錄影帶片段，內容包括人物以及類似橋梁、建築物和水果等物品。我馬上注意到影片很老舊而且有刮痕，很像七〇年代的片子。這啓動了我腦中的問題解決機制，很想搞清楚這老舊影片的拍攝年代。影片中的物體比人物提供了更多的線索。螢幕上顯現物體時，我會仔細注意車輛，因爲我認爲這是判知這片子有多老舊的關鍵。我的大腦神經對物體的回應比對人物的回應還要多。

尊重孩子在人際社交上的選擇

高功能自閉症患者的興趣和生活方式沒有對與錯——假設他們的社會功能運作良好。如果運作不良的話，進一步的社會學習顯然有必要。

依我之見，父母親和老師應該尊重孩子的天生興趣並加以培養。這世上不是每個人都善於交際，在自閉症光譜範圍內的人亦然，這樣很好。我還聽說了另一個例子，有個重度自閉症男孩很有藝術天分，他母親因爲他不可能結婚而非常難過（看兒子成婚是她的夢想）。她對於是否要幫助孩子發揮藝術長才這件事，一直猶豫不決。對這孩子來說，藝術等於他的生命。所幸，她最後決定創業，當經紀人替兒子銷售藝術畫作。可以成天畫畫令他感到心滿意足，畫畫賦予他生命意義。

自閉症／亞斯伯格症的光譜範圍很廣。很多人得天獨厚擁有獨特的才華，但也有很多人沒這麼幸運。然而不管才華、智商或社交能力如何，每個人都可以對社會有所貢獻，從而賦予生命意義。所以，我們的目標不是讓這些自閉症／亞斯伯格症患者來幫我們找到生命意義，而是幫他們找到他們自己的生命意義。

關於自閉症社交問題的一些見解

耶魯兒童研究中心克林（Ami Klin）博士與他同事的一項有趣研究，解釋了自閉症患者的某些社交障礙。受試的正常人和自閉症患者均戴上能夠追踪視線移動的器具，好讓研究者偵測他們視線停留的地方。戴上視線追踪器的受試者觀看數位化的老電影「靈慾春宵」（Who's Afraid of Virginia Wolf），那是一部在起居室場景裡出現大量人際社交活動的電影。（就是會令我感到很無聊的那種電影，因爲內容充斥著社交互動。）

注意嘴巴，還是眼睛？

首先可以發現，自閉症受試者視線停留在劇中人物的嘴巴而不是眼睛。我認爲，其原因之一在於，他們在聆聽細節方面有困難。以我來說，粗重的子音總讓我聽得很吃力。當有人說「brook」一字時，假如是在野餐的情境裡，我會知道他／她說的不是「crook」一字，儘管在我聽來是「crook」。看著說話者的嘴巴有助於更輕鬆地聽到正確的用字。我發現在嘈雜的空間裡，看著對方的眼睛聽他／她說話讓我倍感吃力。我總會把耳朵朝向說話者，好讓我聽得清楚些」。

克林的研究也顯示，正常人的視線會在螢幕上交談者雙方的眼睛之間快速來回移動。這情形在自閉症患者身上較不常見。在某個特殊測驗裡，受試者觀看三人交談。結果自閉症患者視線只移動一次，而正常人在這三人之間的視線移動至少多達六次。

注意力轉移遲緩

這也可以解釋為，自閉症患者往往有注意力轉移遲緩的現象。聖地牙哥庫爾切斯尼博士的研究顯示，自閉症患者的注意力由某刺激源轉向另一刺激源的時間，通常比正常人還要更久。無法快速轉移注意力的現象，也許說明了這個群體在社交上的某些障礙。即使自閉症患者更能察覺到人際的互動線索，但是他們無法快速轉移焦點的缺陷，也使他們捕捉不到人們在溝通時，那些經常傳達且短暫無聲的非語言訊息。

了解眼神移動的意義，需要注意力大量地快速轉移。說不定這多少解釋了自閉症患者為何無法察覺交談中經常出現的細微眼神移動。直到五十多歲時我看了一本書，才知道人們會透過眼神移動來溝通，在此之前，我這輩子從未覺察到這類溝通的存在。小時候我知道，只要人們的頭朝向我，他們就會看見我，但我沒注意到細微的眼神移動。很多自閉症大人談到，在年紀大了之後，他們才終於知道正常人的眼睛「會說話」，雖然他們始終不懂它們說什麼。無法快速轉移注意力也許就是原因。

要幫助自閉症患者更能加入談話，人們可以放慢說話速度，更仔細地把想法表達出來，少用眼神示意和肢體語言，並留意自閉症患者有沒有聽懂，必要的時候，把話重述一遍。

學習社會規範

自閉症類患者的思考方式很具體，一板一眼。他們無法了解透過邏輯推理而來的觀念，涉及情緒和社會關係的概念也很難領會，更別提將這些觀念納入生活之中。在我高中時，了解社會規範是一大挑戰。要從人們的社會行爲和反應裡看出一致的相似性並不容易，因爲這往往會因人、因情境而異。慢慢地我觀察到，有些規範被打破，並不會產生什麼後果，但有些規範被打破，後果卻很嚴重。令我不解的是，其他孩子似乎都知道，哪一些規範可以打破無所謂，那一些萬萬不可。他們擁有我所欠缺的思考彈性。

社會規範的具象分類

我知道，假使我想融入人群社會，就得學會這些規則。假使我想學會這些規則，對我來說，它們就必須是具有意義，就我的思考和看世界的方式來說，必須是合理的。我開始像科學家那樣觀察他人行爲，並發現這些規則可以加以分類，從嚴重到輕微。到了高三時，我自行歸納出一套社會生活規範的分類系統，一直沿用至今。

我把社會規範分成四大類，如下：⑴爲非作歹的事；⑵禮節；⑶違規但不算壞的事；⑷體制之罪。

為非作歹的事

我是這麼想的：爲了維護文明的社會，有些爲非作歹、罪大惡極的事必須被禁止，譬如謀殺、縱火、強暴、偷竊、搶劫和傷害他人。如果罪大惡極的事沒被加以控制，我們安居樂業的文明社會將難以爲繼。古往今來所有文明社會都嚴格禁止罪大惡極的行徑。孩子必須被教導，欺騙——任何形式的欺騙，不只是考試作弊——是不好的行爲。學會「公平競爭」的孩子，長大後不會做出罪大惡極的行徑。藉由各種具體事例，小孩子得學會公平競爭的概念。

禮節

所有文明社會都有一定的禮儀規範，譬如說「請」和「謝謝」。這些禮儀規範很重要，因爲這能夠防範那些可能導致爲非作歹之事的憤怒情緒。不同的社會有不同的禮儀規範，但是功能都相同。在大多數國家裡，常見的禮儀規範有：排隊不爭先恐後、良好的餐桌禮儀、保持個人整潔、在公車上讓座給老人、在課堂上要舉手發言。

違規但不算壞的事

這類規範有時候會被打破，端看情形而定。這類規範在不同社會之間差異性很大，而且個體怎麼看待這些規範也會受到他／她個人的道德觀和信念的影響。不過要當心的是，打破某些規範沒什麼大不了，但打破另一些規範則要付出代價。開車超速就屬這一類。有個規則我常常建議人家去打破，那就是上社區大學的年齡限制。我常勸父母親替孩子註册社區大學，好讓孩子免去在高中被捉弄的慘況。無論如何，父母親一定要讓孩子明白，這是成人的權利，而且他一定要遵守所有的禮儀規範。另外，再怎麼樣都不可能歸於這類的一個規範是闖紅燈。闖紅燈可能會導致他人受傷甚而致命，屬於第一類罪大惡極之事。

體制之罪

這些規範絕不能被打破，縱使看似沒什麼道理或毫無道理。在我們的國家或文化裡，這類規範就是必須完全遵守。譬如說，在美國，性方面小小的踰越之舉可能會致使你名列性罪犯之中，但是在其他國家，同樣的舉動可能沒什麼大不了。在美國，有四大罪千萬碰不得：性侵害、毒品犯罪、假造身分證、安置和引爆爆裂物。在後九一一年代裡，原本被視爲小孩子胡鬧的惡作劇，如今會被以嚴重犯罪告發。千萬別觸犯「體制之罪」，因爲處罰通常相當嚴苛。

這個分類方式對我很有效。無論如何，每個自閉症患者所需要的合理分類可能都不一樣。

自閉症或亞斯伯格症患者的情緒差異性

我和史恩・巴倫力完成《社會關係的不成文規則：從自閉症的獨特觀點解讀社會迷思》（見後頁編註）期間，對於自己和其他自閉症患者有了若干的珍貴領悟。在某些方面，我和史恩有類似的情緒，但在另一些方面，雙方所經驗的情緒連結簡直南轅北轍。我們雙方都是獨立自主、社會功能良好的大人，也都擁有廣泛的興趣和社會關係，但是我們的社會情緒發展卻非常不同。

我們在兩個主要方面很相像：一板一眼、非黑即白的思考方式，以及怪異的嗜好。

小學時，史恩著迷於研究校車停車的角度，我則迷上收集競選和摔跤海報。我們兩個都會沒完沒了地一直講自己喜歡的事，然後把別人煩死。

我們也都很死腦筋。他說小時候組飛機模型，因爲漏掉了一個無關緊要的小零件而大發雷霆，結果把飛機給整個砸碎。他無法對已經完成的部分感到自豪，也無法理解缺少那小小零件其實無傷大雅。在他心裡，要不把模型組得正確無誤，要不就是徹底失敗。當我開始設計牛槽時也有同樣的經驗。我早期一位客戶對我的作品不盡滿意。當時我不能理解，要取悅每個人是不可能的事。在我心裡，客戶不滿意可能意味著我要從此放棄設計牛圍欄這回事。所幸我的好友吉姆•霍爾，建造牛槽的承包商，說服我持續設計下去。

在情緒方面，史恩和我非常不一樣。我解決社交問題的方式，是利用強烈的視覺想像，「立即重播」所犯下的錯誤，並以道理來分析。我會看著逼眞的重播，分析自己與人之間互動的過失，就像足球教練分析足球隊的戰術一樣。能與他人分享興趣和充滿挑戰的職業，讓我感到生活充實滿足。史恩透過語文來思考，藉由語文和情緒來理解事物，並透過情緒與人產生連結。我善於應付知識的複雜性而不是情緒的複雜性，史恩則努力和他人發展社會情緒性的連結。

我的情緒只存在於當下。我會生氣，但來得快也去得快。當我在腦中重播某些畫面時，已經完全不帶情緒。史恩生起氣來通常會持續一陣子，這是我從來沒有的經驗。他比較像所謂「正常」人，氣起來像火爐上持續沸騰的一壺滾水。在我們合著的書裡，史恩說到他很嫉妒家裡狗很有社交能力，他也嫉妒爸媽和姊姊對狗的回應比對他更熱烈。我壓根兒沒想過要嫉妒狗的社交能力。

無論如何，史恩比我更能察覺到社交的線索。人們只要能夠容忍我，不對我大呼小叫或捉弄我，我就心滿意足。我第一次進到養牛場，那些牛仔認爲我根本是怪胎，不過只要他們允許我幫忙場區的工作，我就很高興。他們對我的觀感完全不會讓我難過或傷心。爲了融入工作場所，我必須證明自己對所做的事很在行。我販賣技能和勞力，不是我的人格。反過來，史恩比較看重「與人連結」的感覺。

《社會關係的不成文規則：從自閉症的獨特觀點解讀社會迷思》談到了很多我和史恩在社會情緒面的相似和相異之處。不管如何，我倆感知這世界的基本差異是，我以行動證明自己存在，他以感覺證明自己存在。未來的大腦掃描將可以辨識出個體之間在社會情緒功能運作上的差異。我推測，史恩以及跟他同類的人，他們大腦裡社會情緒的神經通路比我這類善於以視覺邏輯處理資訊的人還要多一些。

編註：由天寶・葛蘭汀、史恩・巴倫、維諾妮卡・齊斯克（Veronica Zysk）合著的《社會關係的不成文規則：從自閉症的獨特觀點解讀社會迷思》（*Unwritten Rules of Relationships: Decoding Social Mysteries Through the Unique Perspectives of Autism*）榮獲《前言雜誌》（*ForeWord Magazine*）二〇〇五年年度好書銀牌獎。

健康的自尊

我想，我能夠在一般人的世界裡事業有成的最重要原因，是母親從我年幼起便開始建立我堅韌健康的自我價值感。她倒不是做了哪件其他父母沒做的事。事實上在五〇和六〇年代，充滿自覺地建立孩子的自尊心，還不是親子心理學的一環。在那當時，小孩子自然而然地較常玩在一起，尤其是戶外活動，因爲電玩、光碟和電腦尚未問世，不像今日的這些產品，把孩子留在屋內，並占據了他們的注意力。

自尊的重點

即便如此，我認爲母親沒有意識到自己已經理解關於自尊的兩個重點：

- 自尊是一點一滴建立起來的，而且奠基於實質的成就。比如說，我繡了一件美麗的刺繡品，我爲此付出了時間、心力和耐性，完成這個作品讓我對自己很滿意。
- 自閉兒的心靈一板一眼，充斥著具體思維，因此，自尊的建立，必須藉由完成實質有形的事物，外加口頭讚美。

天才或失能？

現今很普遍的「矯正」思維在我年幼的時代並不存在。雖然我小學就接受語言治療，而且每個月要看一次精神科醫師，但是這些活動進行的方式，不會讓我覺得自己不對勁，而需要「矯正」。當今的孩子被送去接受一個又一個的評估，上一堂又一堂的治療課程，每週花五天或更多時間在這些事情上。除了自己身上有某部分是不被認可的，或者自己的自閉症情況是糟糕的之外，這些孩子還接收到什麼訊息呢？我想資賦優異的孩子受苦最深。智商高於一四〇的亞斯伯格症兒童被太多的「蹩腳」心理學扯後腿。好幾個聰明絕頂的亞斯伯格症患者的父母跟我說，在很久以前，亞斯伯格症患者被診斷爲**天才**，而不是失能。態度決定了我們如何看待今天的自閉兒。

整個小學時期，我對自己感到很滿意。我完成了許多作品，因此從家人和老師那裡得到了讚美，我結交的朋友，以及我熟習的新經驗，在在給我滿滿的自信心。我在冬季嘉年華贏得獎品，這讓我開心得不得了。母親在我小學六年級讓我登上大人的音樂會引吭高歌，對此我感到自豪。即便在艱苦的高中歲月，我的特殊嗜好幫助我繼續往前邁進。當我在社會關係上受挫，我可以回到我的嗜好之中。這些嗜好幫助我撐過那些年。

適度的讚美與鼓勵

今天的孩子無論完成多麼微小的事，都會受到鼓勵，這形成了「每做一件小事都需要被讚美」的循環。《華爾街日報》最近刊登了很多文章，探討初踏入社會的年輕人需要上司經常嘉勉，否則就做不了事。家長和老師要留意自己鼓勵孩子的方式。隨著孩子長大，他或她從別人身上所獲得的讚美會急遽減少。經常獲得讚美的孩子長大投入社會競爭之後，將會面臨嚴酷的打擊，因而削弱他持續投入社會競爭的動機。這是個荒謬的兩難處境，沒有讚美事情就做不好，事情做不好就更加得不到讚美。

我並不是一天到晚得到母親或老師的讚美，而且還差得遠！其他的小孩也不常得到讚美。我們只在做了意義重大的事之後，才會得到讚美，因此讚美變得很珍貴，而且具有強烈的激勵作用。日常生活裡的事，譬如吃晚飯、上教堂或拜訪貝菈姨媽家時，守規矩並不會被讚美，這些是應守的本分。不過我三年級時做了一具漂亮的泥馬，媽媽確實大大地讚美了我。

讚美，從具體事物開始

家長可以從孩子看見、摸到或聞到的具體事物開始讚美，藉此建立孩子健康的自尊自信。這對一板一眼、以具體方式思考的自閉兒來說很有意義。尤其是在孩子尚小時，鼓勵他們投入那些可以在視覺上產生實質具體成果的活動，能幫助他們明白他們的行動和能力，與他們的勝任感和掌控自己的世界之間直接的關聯性。不管是建造物體、畫畫或創造任何具體的東西，都牽涉到做選擇、學習排序技巧、看見部分和整體的關係、學習概念和分類。這些是往後形成進階能力，也就是這較抽象的世界裡固有的社會互動能力之根基。

試著由外而內，從具體的事物著手，來建立孩子的自尊自信，這麼一來，你的孩子會發現，他的自尊自信從內而外蓬勃開展。

社會性覺察的四個基石

要在社會上出人頭地，有賴於自閉症類患者的某些核心特質。在我和史恩・巴倫合著的《社會關係的不成文規則：從自閉症的獨特觀點解讀社會迷思》一書裡，我介紹了思考和功能運作的四個面向，我們認爲這四者和良好的社會性覺察，及社會性互動最爲相關。

● **從別人的觀點看事情**：即設身處地的能力，了解別人可能會有和自己相同或不同的看法、情緒和反應。在更根本的層次上，這是認知他人的存在，而且知道他人能提供訊息，幫助我們理解這個世界。

- **靈活的思考力：**接受變動並且對變動的情況和環境做出回應的能力；一種心智能力，關於留意、過濾思考及行動的各種可能性；比較、對照、評估的能力。
- **正面的自尊：**由先前的成功經驗而來，一種「我做得來」的態度，這會在兒童或成人身上形成冒險的本錢。自尊建立在不斷累積的成就上，這些成就從小而具體的事開始，漸漸轉為較不具實質性且更為複雜的事。
- **動力：**為了探索世界與達到內外在目標的一種持續性的興趣，就算遭遇挫折和延遲耽擱也不放棄。在自閉症類兒童身上，動力往往需要被激發出來，尤其在社會互動這方面。不妨先利用孩子最喜歡的主題或特殊興趣，讓孩子體會動力的好處，接著再慢慢拓展到其他活動。假使孩子喜歡火車，運用與火車相關的書籍、例子和活動來教導孩子閱讀、算術和作文。以火車為主題的遊戲也可激勵社會性互動。

跳脫自己的觀點，了解別人怎麼想

基於社會性理解，史恩和我在各自的生活裡有所成就，我們絕對同意，能夠從別人的觀點看事情，也就是跳脫自己的觀點，了解別人心裡想什麼，**是最重要的功能面向，決定自閉症類患者在社會上能否成功。**藉此我們了解自己的所作所為會影響到別人——正面和負面都有。這使我們可以感受到，與人有所締結的一種連繫。也賦予我們之後將社會情境有關的訊息，納入思考範圍內的能力，從而發展出勇於回應社會性經驗的能力，而不是一味逃避。

在我們那本書裡，史恩談到他所謂的「說話治療」（talk therapy）如何幫助他在發展社會性思考的技巧上能表現得更好，並可以欣賞生活中其他人的各種不同觀點。在初、高中時期，他和父母會坐下來一起討論好的人際關係包含哪些基本概念，有時候會討論到半夜一、兩點。比如說，史恩提到他快二十歲時，仍然不了解為什麼「糾纏」那些真心對他感興趣，而且關心他的人是不妥當的行為，也就是說，他不能隨自己喜歡，就和某個年紀大他很多、有家庭、有其他責任義務的人成天相處在一起。他不了解他們為何不能以他為生活的中心，就像他爸媽一樣。

直接經驗的累積

對我來說，社會性思考的技巧隨著時間的流逝，和經驗的反覆累積而大幅發展。我腦袋裡的硬碟載入愈多的社會性資料，我愈能看見我的想法和行動，以及別人想法和行動之間的關聯性。對我來說，這些社會性等式是從邏輯推理而來的：「假使我做了X這件事，那麼大多數的人會有Y的反應。」當我從直接經驗獲得愈來愈多的資料，我在社會性思考這方面形成的分類也愈多愈細膩。這就是爲什麼父母親鼓勵孩子接觸各種不同的活動和經驗是如此重要的原因。缺乏直接學習的經驗（而且要大量），孩子就無法在思考方式裡獲得建立這些社會性連結所需的資訊。

從別人的觀點看事情，和靈活的思考方式兩者相輔相成，如此一來將更有機會經驗到良好的社會互動，從而建立正面的自尊，繼而形成一股內在動力，特別是孩子逐漸長大成人，社會互動的形態和品質都在延伸擴大的過程中。

我們必須直接教導自閉症類兒童和大人有關社會性思考的技巧。家長、老師和相關機構人員已經開始理解到，把這類課程納入孩子的正規課程中是如此地重要。這樣孩子才可能對生活的各領域進行社會性的認識。

天寶博士的小叮嚀

☆在很久以前，亞斯伯格症患者被診斷為天才，而不是失能。態度決定了我們如何看待今天的自閉兒。

☆對我來說，社會性思考的技巧隨著時間的流逝，和經驗的反覆累積而大幅發展。

〔第七章〕

關於用藥

關於兒童用藥的研究並不多見。醫生和家長需要加倍謹慎，唯有在其他行為療法／教育方法都無法緩和症狀時才考慮用藥。

藥物及生物療法議題

一九〇〇年代初期，自閉症類患者所能獲得的治療相當有限，然而今日的情況已大不相同。自閉症獲得了主流醫學（製藥公司）的注意，輔助醫療和另類醫療也開始對此伸出觸角。有人認爲這是好事，就某個程度來說，的確是。隨著我們對自閉症光譜以及自閉症類患者有更多的認識，各種有效的治療方法也相繼發展出來。然而，並不是每家公司都眞的關心自閉症類患者與他們家人的最佳利益。由於利潤掛帥，黑心推銷員從不會消失。他們以三寸不爛之舌和花樣百出的行銷伎倆蠱惑自閉兒家長，信誓旦旦打包票，宣稱某某新療法有立竿見影之效，甚至還更離譜地說能根治自閉症。有些藥物打著「經研究證實」的口號來兜售，細查之下會發現，所謂的「研究」不過是針對寥寥幾人進行測試，這些人說不定還是精挑細選出來的，以便得出想要的測試結果。並非所有的研究都是好的研究。比起以往，當今的自閉兒父母在使用相關療法與藥物時必須更精明，仔細評估所有的治療選項，特別是那些好得令人不敢置信的藥物。

這章將幫助你在面對藥物和生物療法時，做出明智的決定。你必須合乎邏輯地思考，是否使用傳統藥物和另類的生物療法，譬如特殊飲食療法。二〇〇六年，我徹底更新我另一本熱門書《星星的孩子：自閉天才的圖像思考》裡和醫療有關的篇章。在此我就不多贅述，而是談一些我個人使用藥物和生物療法的經驗，再補充一些二〇〇六年之後至今的新研究。

我的抗憂鬱之路

我是自閉症群體裡深深受益於抗憂鬱藥物的無數人之一。二十多歲時，經常性的焦慮和恐慌發作得愈來愈嚴重。我常大半夜醒來，發現心口猛烈怦怦跳。初到一個陌生地方也會讓我恐慌大作，而且吃東西幾乎每次都會噎到。假使我三十出頭時沒開始吃抗憂鬱藥物，大概會被經常性焦慮以及跟壓力有關的健康問題搞得什麼事都做不成。我的職業生涯——帶給我無限快樂的世界——恐怕也會走得很坎坷。

跟我的醫生討論過各種可能的藥物後，我在一九八〇年開始服用妥富腦（Tofranil，成分是益鬱平，imipramine）。不到一星期，焦慮和恐慌減少了九成。沒有哪種藥可以百分百抑制症狀，每當有輕微的焦慮出現，我都要抗拒加量服藥的誘惑。三年後，我改換諾波明（Norpramin，成分是 desipramine），三十多年來相同的低劑量，效果始終很好。另一個好處是和壓力有關的健康問題也隨之消失，結腸炎和劇烈頭痛不見了。如今，第二代 **SSRI**（選擇性血清素回收抑制劑）之一的抗憂鬱劑，譬如百憂解（成分是 **fluo-**

xetine）、樂復得（Zoloft，成分是 sertraline）或立普能（Lexapro，成分是 Escitalopram）是更好的選擇。（這一章的其中一篇討論了新型抗憂鬱劑的使用）。既然舊藥對我很有效，我可不想冒險換新藥。

改善生理運作功能的輔助治療

爲了讓我的藥持續發揮作用，我也把注意力轉向能夠改善生理功能運作的輔助治療。我開始每天大量的運動，每晚做一百下仰臥起坐。無數的科學研究清楚指出，運動對大腦很有益。運動也有助於降低焦慮，而焦慮是自閉症類患者常有的問題。定居科羅拉多州並經常四處旅行的我，在冬季月分進行光線治療（light therapy）也很有幫助。我從網路上（www.Litebook.com）買了一具旅行專用的全光譜自然光照明燈。這的確避免了陰暗冬日所造成的的「憂鬱」。十一、十二、一、二月份期間，我早上六點起床時，天還是黑的，我會打開燈接受三十分鐘的光線治療。這延長了我的曝光週期，而更像夏天的週期，因而增加我在冬季期間的體力。我整個人的狀態良好許多。

是否停藥？

我可以停止服藥嗎？有數不清的人在停服成功控制病情的有效藥物後，舊病復發，反而給自己帶來更大的問題。原先有效的藥物有時在中斷後重新服用會失去效用。目前，針對長期服用憂鬱、躁鬱症和很多其他病況之藥物的研究依然欠缺。藥廠的贊助經費主要都用於藥物使用的短期研究。沒有研究可以告訴我，而今六十三歲的我是否可以安全地停止服用諾波明。既然我的狀況很穩定，在沒有研究能夠引導我的情況下，我不想冒險拿自己做實驗。我只吃一種藥，而且效果很好。我打算繼續服用下去。

我想要強調一點，自閉症的變異性很大。有些高功能自閉症者和亞斯伯格症患者從沒經歷過嚴重到需要吃藥的焦慮、恐慌或憂鬱。他們的體質、身體的化學作用可以維持平穩的功能運作。也有一些人需要藥物來幫助他們度過青春期，之後就可以停止服藥。有輕微憂鬱症的人往往可以戒斷藥物，尤其是停止用藥後再以心理諮商或認知治療取代。但是有嚴重憂鬱、經常恐慌發作、躁鬱以及跟我一樣的人——身體的化學作用失衡的人——如果驟然停藥，症狀很可能會劇烈復發。

避免用藥問題

使用藥物經常會犯一個重大的錯誤，就是當個體具有攻擊性或焦慮發作時，就加重藥量或添加新藥。我重申之前的忠告：使用藥物是很慎重的事，相關人士——醫生和病人——應該合乎邏輯、條理清晰地去思考用藥問題。如果藥物失去作用，加量通常不是解決辦法。同樣的，也不是一出現新症狀就要添加不一樣的藥。一次吃八種藥的人很可能吃了許多冤枉藥。假使吃藥時間長達多年，別一次拿掉好幾顆，每幾個月減一顆藥才是比較妥當的做法。

很多類似的藥如今隨手可得，這種情況使得問題更加嚴重。比方說，百憂解和立普能都是第二代SSRI抗憂鬱劑，但是在這一大類的藥品裡，類似的藥還有很多。好處是，假使某種藥你不適用，還有別的藥可以對治同樣症狀。醫生在使用抗憂鬱劑及諸如理思必妥（Risperdal，成分是risperidone）、安立復（Abilify，成分是Aripiprazole）、思樂康（Seroquel）這些非典型藥物時的最大錯誤，是劑量過高。超過五十位家長告訴我，服用輕劑量藥物時孩子的反應相當好，但是在服用較高劑量後，孩子就變得焦躁失眠。對很多自閉症類患者來說，抗憂鬱劑和非典型藥物最有效的劑量，是比標籤上建議的要低得多。

好醫生在開處方、更改劑量或添加新藥時很謹慎。家長同樣也必須充分了解可能發生的副作用、顯著的問題行為是否產生變化、藥物特有的作用等，尤其當兒童服藥的時候。大部分的藥物測試都是對成人做的，在兒童身上出現的症狀很可能比成人輕微，他們的身體運作不一樣。關於兒童用藥的研究並不多見。醫生和家長需要加倍謹慎，唯有在其他行為療法／教育方法都無法緩和症狀時才考慮用藥。當用藥勢在必行，有時候舊式的藥物組合效果良好。（欲了解進一步資訊，請參閱《星星的孩子：自閉天才的圖像思考》第六章）請掌握一個重要的基本原則，就大部分人來說，三種或以下的藥物通常是有效的。這只適用於處置行爲問題的藥物，譬如焦慮、憂鬱或嚴重恐慌，不適用於醫治癲癇或其他生理／生物療法的藥物。

補充品和藥物交互作用

很多家長以爲，口服維他命、天然草本、營養補充品和另類治療安全無虞，因爲它們都不屬於「藥物」。實則不然，服用這類配方也應當謹慎。維他命不是水溶性就是脂溶性的。水溶性維他命不會儲存在身體裡。身體代謝掉所需的劑量之後，多餘的就會隨著尿液排洩出去。這類維他命需要定期的補充。相反的，脂溶性維他命會儲存在肝臟和身體的脂肪組織，被排除或消耗的速度也就緩慢許多。維他命A、D、E和K是脂溶性的，服用這類維他命要很謹慎，因會它們會堆積在身體裡，造成有毒反應。自閉症類患者的身體運作往往不一樣，他們的免疫系統可能受損。家長和醫師不該理所當然地認定藥瓶上的建議用量是適當的。讓自閉症類疾患兒童或成人服用任何輔助品之前，都應該徵詢受過相關訓練的專業人士。使用草本也同樣要當心，雖然它們已被服用了數百年之久，但是以現代人爲對象所進行的不同草本組合或不同用量的科學研究卻少之又少，尤其是與其他藥物同時並用的情況下。

其他的用藥須知

孩子服用的藥品（不管是傳統的或另類的或兩者都有）愈多，就愈可能在某個時間點上出現不良的交互作用。這就是一次最好只試用一種藥物的主要原因，如此一來你可以觀察它的效用如何。有些藥物的交互作用非常危險，有時候調整劑量即可免去其他藥物的使用。一種藥可能會阻斷另一種藥的代謝，當這種情況發生，其效果等同服用加倍劑量的藥，因爲藥被身體代謝掉的速度減緩了。這可能造成不同的反應，從失眠到焦躁都有可能，狀況因人而異。就連一般食品也可能影響身體如何代謝藥物、維他命或補充品。譬如，葡萄柚汁會不可思議地增強很多藥物的效果，柳橙汁則不會。有些補充品的作用有如血液稀釋劑，過高的劑量可能會導致出血。金絲桃（St. John's Wort）會加速藥物的代謝，而且可能使得某種很重要的藥物，譬如抗生素變得無效。我曾經服用以大豆爲主成分的天然鈣質膠囊錠補充品，結果身體起了奇怪的賀爾蒙變化，使得我停經後的乳房疼痛。如今我會確認我吃的所有鈣質補充品都不含大豆成分。

傳統的藥物也可能引起嚴重的副作用，糖尿病或皮膚疹就是其中之一。非典型類藥物最大的副作用就是體重增加，有時甚至是大幅增加。因爲吃藥而重了五十公斤是無法接受的副作用。某些人要不換藥，要不就減少攝取高升糖指數醣類，譬如含糖飲料、白麵包及馬鈴薯，來控制體重。父母親必須仔細注意藥物的副作用和交互作用。醫生偶爾才見病人一次，父母親則天天看到孩子。告知醫生你或你的孩子所服用的所有藥物，或者你最近才開始服用了什麼藥物，不管你認為它多麼「安全」。

生物療法

我會建議八歲以下的孩子在使用傳統藥物之前，先試著採行生物療法。從家長和自閉症類患者的反應顯示，最重要生物療法就是特殊飲食療法。特殊飲食療法對於在一歲半至兩歲之間喪失語言能力的退化性自閉兒來說，往往是最有幫助的，而且在退化現象一開始出現就採行食療的效果最好。無論如何，不只兒童，任何年齡的人都可以試用飲食療法。腸胃的問題往往在自閉兒身上更為常見。胃酸逆流（胃灼熱）或其他消化性問題可能會引起行為問題。特殊飲食療法可以減少胃腸問題。

特殊飲食療法

特殊飲食療法不見得對每個自閉症類患者都有用。它有兩種基本型態：無麩質無酪蛋白飲食（GFCG，避免食用小麥產品和乳製產品），以及特定醣類飲食療法（SCD）。

特殊飲食是非侵入式療法，在有些人身上帶來了驚人的正面改變。無論如何，特殊飲食療法需要花時間和心思，而且就很多案例來看，還得堅信不移地徹底實行，才能眞正確認其效果。通常採行一至三個月，大概就能看出成效。有些父母只進行短短沒幾天就發現有正面的改變。另一些父母則發現，孩子的行爲先惡化了幾天之後才回轉，隨之慢慢開始有了起色。有些父母「稍微試了試」食療就認爲它沒效果，其實他們若能徹底實行，成果可能非常可觀。

反對食療的批評多指出，它缺乏科學研究來支持對自閉症群體的效用。事實上，無數家長回報這很有效，而且有個採行雙盲、對照方式的科學實驗已經完成。要忽視這一大群（而且不斷增加）的傳聞式佐證是不可能的。其他的批評則指出特殊飲食療法的花費問題，特殊食物往往所費不貲，而且有時候不容易在地方上找到。其實情況不見得如此，只要家人多花點巧思。簡單便宜不含乳製品、不含小麥的飲食包括米飯、馬鈴薯、新鮮水果、蔬菜、豆類、玉米餅、堅果、蛋類、牛肉、鷄肉、豬肉和魚肉。飲食所含的糖分應該要把關，通常是要減少。可以用橄欖油來取代含酪蛋白的奶油，所有的大豆製品都要避免。大體而言，這些特殊飲食就是健康的飲食之道。替孩子採行特殊飲食的家庭會發現，他們往往因此吃得更健康，他們的餐食納入了更多新鮮水果和蔬菜。澳洲的一項新研究顯示，食用高糖分和精製小麥類的人，比起較健康地食用肉類、魚類、蔬菜、水果和全穀類的人，更常產生憂鬱和焦慮。精製小麥類產品包括白麵包、糕餅、鬆餅和義大利麵。假使無麩質無酪蛋白飲食有效，孩子必須另外補充鈣質，因爲他沒有食用奶製品。

特定醣類飲食療法不一樣的地方在於，要避免小麥，但原始形式的乳品、不加糖的優格和乳酪往往可以加進飲食裡。高升糖指數的醣類，譬如馬鈴薯、米飯、果汁以及精緻甜點，一律要剔除。這種飲食療法和限醣飲食法（Atkin's Diet）很相似。每一種食物的升糖指數很容易在網路上查到。採行無麩質無酪蛋白飲食法可以吃的麵包替代品，在採行特定醣類飲食療法時都要避免，因爲升糖指數太高。很多麵包替代品含有大量的糖、精製馬鈴薯澱粉和精製米澱粉。

我的特殊飲食經驗

無麩質無酪蛋白飲食法和特定醣類飲食法都對我的焦慮問題起不了作用。唯有傳統的抗憂鬱藥能夠對治我的恐慌發作。六十歲那年，我的免疫功能愈來愈差，不斷尿道發炎和陰道黴菌感染。我經常服用抗生素和抗黴菌藥。如今我透過食療和服用嗜酸／活性益生菌補充品來控制。某些益生菌包含額外的培養菌，我會避免服用。食療有效控制我發炎感染的問題，所以我不再吃抗生素。原味優格幫助我抑制尿道發炎，當陰道黴菌感染發作時，我會採行我自己發明一套簡單的特定醣類飲食法。我嚴格限制自己食用麵包、馬鈴薯、義大利麵和其他高升糖指數食物。含糖飲料和食物則徹底避免，因爲糖會促進黴菌滋生。

爲了讓升糖指數下降，我一天吃三次動物性蛋白、蛋類或魚肉，而且沙拉用的是橄欖油。我的飲食包含大量蔬菜、沙拉、整顆水果和黑豆。早餐含動物性蛋白格外重要。充滿低脂碳水化合物的早餐會讓我的陰道黴菌感染加劇，而且讓我在午餐前頭痛或頭昏眼花。含有若干油脂的優質肉類或蛋類早餐外加新鮮整顆的水果會讓我的狀況好得多。我也從不把食物放入攪拌器裡攪碎或喝果汁。吃整顆水果對身體很有益處，因爲消化較慢，因此同時降低升糖指數。我喝的飲料包括水、加檸檬的原味茶和少量的酒。乳製品也吃得有限。限制小麥類對情況很有幫助，但我會吃少量的小麥類，好讓我不會對小麥類太過敏感而必須擔心自己究竟吃進多少。我必須提醒大家一句話。把大部分的「醣類」剔除在飲食之外有時會讓我胃痛。當這種情況發生，我會吃一些白飯配肉、水果和蔬菜，或吃一顆蘋果。我的食物不是有機的，我吃的一切都很容易在一般蔬果店買到。空腹時我眞的必須很小心別吃進或喝下太多高升糖指數的醣類。含有六十克醣的一大杯果汁會使得陰道黴菌感染猛然發作。一旦發作，我得吃一個月的超低醣飲食才能控制住感染。

我愛甜食和酒。一旦控制住陰道黴菌感染，我發現我可以在飯後吃很少量的全脂冰淇淋、酒或黑巧克力。除了注意飲食之外，我還服用五百毫克的維他命C、標準綜合維他命、維他命B群、加鈣的維他命D，以及偶爾再加Omega-3。除了維他命B群，所有的維他命都是在一般藥房買的，維他命B群則是從全食物（Whole Foods）商店買的（Blue Bonnet 100）。服用Omega-3時我得小心，因爲會和抗憂鬱藥交互作用，而且吃太多我會流鼻血。Omega-3（魚油）對身體有很多已獲研究證實的好處。魚油比從亞麻仁攝取的Omega-3更有效。有兩份研究顯示Omega-3對自閉兒很有幫助。我從每星期吃兩次鮭魚或沙丁魚攝取大部分的Omega-3。鮪魚含汞量高所以避吃。

如今我吃嗜酸菌和益生菌補充品來取代優格。這種益生菌含有數十億同樣存在於優格裡的有機物。機場安檢中有關於隨身攜帶液體的禁令使得我不能把優格放在隨身攜帶的行李內。我也會打開益生菌膠囊，倒出粉末將之塗抹在黴菌感染的患部。黴菌感染和尿道感染經常交替發作，黴菌似乎會抑制尿道發炎。每當我感覺到尿道又開始發炎，就停止在黴菌感染部位敷藥，並且吃多一點糖分外加蔓越莓補充品。少量的糖似乎會讓黴菌多滋生一些，但可以先一步將尿道發炎抑制下來。這些做法只在發炎快發作之際有效，如果發炎情況已確立，還是要服用抗生素。我也會服用抑制黴菌發炎的草本產品（Solaray Yeast Cleanse）。不過服用抗生素期間，我會停止所有草本補充品，因爲這可能會讓抗生素難以發揮作用。

生物療法及傳統醫療

我們對生物療法及它們對自閉症類兒童產生效用的相關知識逐漸增加。有些生物療法很簡單，而且相對便宜。有一些很昂貴，而且另有一些在使用時要特別當心，譬如螯合治療（chelation），稍有不愼就可能致命。近來有研究指出，高壓氧治療不是有效的治療。食療和Omega-3（魚油）補充品譬如額外的維他命B、DMG（二甲基甘胺酸）或益生菌都是非侵入式的療法，値得一試。褪黑激素對輔助睡眠往往很有效。不過還是需要更多研究來證實生物療法的效用。在那之前，父母要小心衡量任何生物療法的優缺點，而且一次採行一種，以評估效果如何。

合理地使用傳統療法**同時使用**另類的生物療法對我來說效果最好。然而每個孩子和家庭狀況不同，家長不該因爲「大家都這樣做」而採取生物療法或傳統療法。我是個很務實的人，假使我打算採用如特殊飲食療法這種另類方法，一定會先搞清楚如何進行，才不會干擾我的工作或緊密的旅行行程，而且不會花費太高。稍微做一點研究和計畫，父母親也可以從各種選項中找出最適合孩子的做法。

尋找資訊的竅門

選擇治療方式時，最好是根據刊登在具有聲望、同儕評鑑之醫學期刊上的嚴謹科學研究來做決定。這就是醫界所謂的「實證醫學」。遺憾的是，治療自閉症相關問題的各種可能性，絕大多數缺乏這種品質的實證資料來支持，有的話也很有限。若是某種治療方式未經過同儕評鑑研究驗證，父母該怎麼做呢？寶貴的資訊可以從其他家長、老師和自閉症類患者中點點滴滴搜尋。一天吃三次肉類或蛋類的竅門，是某位使用傳統療法始終沒法抑制陰道黴菌感染的朋友告訴我的。我所信賴的資訊來源與向我推銷物品的人之間不能有利益掛勾，不管是傳統和另類療法，這個原則都適用。因爲即使是醫生這樣的專業人士，也不見得沒有個人偏見，不見得不會做出不道德的行爲。如今大家都知道，醫生也會接受各種的「利誘」——包括每個月分紅——而開特定的藥。家長務必要當個精明的消費者，質疑、調查、評估每種被推薦給孩子的藥物和另類療法。

另一個在我做決定時所依循的原則是，某個具有潛能的療法愈是昂貴、具侵入性或危險，我愈需要文獻證明它的效用。我願意聽從朋友的建議試著在飲食上做一些簡單的改變，但我不會基於朋友的建議而花上數千美元或嘗試有潛在危險的事。回想一九八〇年我第一次吃妥富腦（Tofranil）來控制焦慮時，很少醫生知道抗憂鬱藥可以降低焦慮和恐慌發作。之前我在一本熱門雜誌上讀過一篇早期研究，於是開始在科學研究期刊尋找相關文章，之後才請我的醫生開妥富腦給我。即使在那當時，這也是我和醫生共同討論後一起達成的決定。

避免買到黑心貨

而今透過網路搜尋醫藥訊息很容易，但這些訊息並非全然可信，眞實可靠的資訊裡摻雜了大量自吹自擂、浮誇不實的黑心商品。爲了避免買到黑心貨，你可以上醫學文獻資料庫 Pubmed、谷歌學術搜尋、或 scirus.com 搜尋科學文章。Pubmed 提供國家醫學圖書館免費的期刊文章摘要。谷歌學術搜尋可找到科學資訊並濾除最商業性的網站。scirus.com 是另一個類似於谷歌學術搜尋的科學研究網站。此外，許多家長和病人的聊天室網站也能提供有用的祕訣和資訊。

當我找不到科學期刊文獻，我會用一個法則來評估某些較特異、昂貴或危險的療法。我稱之爲「三家庭法則」或「三人法則」。我必須找到三個家庭，在我仔細詢問三十分鐘後還能以療效說服我。我通常會問的第一個問題是：「你們開始進行某療法的過程是否也同時進行其他療法，譬如飲食療法或應用行爲分析？」如果他們回答是，我就無法確定我所質疑的療法是否有效。接下來詢問的重點在於行爲方面是否有明確的改變，我不接受「這個療法讓他變好了」這種模糊的答案，我要的是精確具體的答案，譬如「不到兩星期，他的字彙從十增加到超過七十五。」或「鬧脾氣的情況從一天五次降到一星期一次。」假使那個家庭無法提供這類的回答，那麼該療法的良好效果很可能只是父母親一廂情願的想像，或者說不定是安慰劑效果（採用新療法期間父母給與孩子更多關注，因而使得孩子有所改善）。在我個人進行這類非正式的研究過程，我發現很多家庭和個人——不只三個——從飲食療法、爾蘭讀障彩色濾光眼鏡和某些補充品獲得良好成效。但對於某些比較特異的療法，我找不到三個家庭來說服我，我碰到的全是推銷員。不管是考慮新的生物療法或使用傳統藥物，保持開放的心胸很重要，但無論如何，有句話說得好：「消費者務必睜大眼睛」。

另類療法和傳統療法

很多人錯誤地在「傳統療法比較好，還是另類療法比較好」的這項爭論中選邊站（另類療法是譬如飲食療法或維他命補品等）。做為一個務實的人，我認爲最好的做法是，不管是傳統療法也好，另類療法也罷，只要是對你或你的孩子有效，就通通不要放過。在自閉症這個領域裡，有一個嚴重的問題是，某些專家太固守他們偏愛的理論。關於傳統療法和所謂的「自然療法」或「生物療法」孰優孰劣的爭論，已然成了激烈交鋒的火線議題。我的忠告是，別理會這些唇槍舌戰，以合乎邏輯的方式去了解什麼對你的孩子最有幫助。在我看來，這才是最科學並且可以協助你孩子的做法。

雙管齊下效果好？

我觀察到，有些人對傳統和另類療法兩者雙管齊下的做法反應良好，最有名的例子就是唐娜・威廉斯，也就是《此地無人》（*Nobody Nowhere*）和《某處有個人》（*Somebody Somewhere*）的作者。多年來我在好幾次的研討會上見過唐娜。早些年她無法忍受觀眾的掌聲，演講一結束就立刻回到休息室。如今她能夠忍受大型會議中心的噪音和騷亂。我頭一次跟唐娜說話，她便告訴我爾蘭讀障彩色濾光眼鏡和無麩質無酪蛋白飲食療法幫助她緩和了嚴重的感覺問題。在那當時，她是另類療法的死忠支持者。

二〇〇二年在澳洲召開的世界自閉症大會上，唐娜告訴觀眾說，她開始服用少量的理思必妥，僅四分之一毫克。特殊食療之外再加上少量的藥物讓她產生了正面的改變。有項個案報告顯示，理思必妥會降低人對聲音的敏感度。這也許是唐娜如今能夠忍受大量噪音的緣故。輕劑量的藥促進了她的安全感。

我認識的另一個人則深深受益於爾蘭讀障彩色濾光眼鏡、無麩質無酪蛋白飲食和樂復得三者的組合。她起初只服用樂復得，一年後才加上爾蘭讀障彩色濾光眼鏡的輔助。這眼鏡的確幫助她寫作文，學校功課也大爲進步。這不是安慰劑效果，因爲一開始她還認爲戴有色眼鏡很「蠢」。如今她愛死了那副眼鏡。眼鏡戴了一年之後她開始採行無麩質無酪蛋白飲食，效果又更上層樓。如今她依然遵循嚴格的無麩質無酪蛋白飲食，但會添加一些奶製品。和唐娜一樣，她持續採用傳統藥物、飲食療法和爾蘭讀障彩色濾光眼鏡。

但話說回來，千萬別把你的治療組合搞得太多元複雜。一次服用六種不同的藥物往往弊多於利。把健康食品店裡的每一種補品都吞下肚也同樣不智。我喜歡「從菜上單點菜」的做法。把傳統和另類療法裡，那些對你有效的選項納入你的菜單內，一旦選項失效就要剔除掉。對我來說，無麩質無酪蛋白飲食毫無降低焦慮的作用，不過每天吃一些動物性蛋白，譬如牛肉和蛋類，可以預防頭昏眼花和暈眩感。我也服用傳統的抗憂鬱藥。

我找到適合自己的組合療法。稍微實驗一下，你也可以找到對自己或你的孩子最有幫助的做法，這絕得值得你花費心思力氣去嘗試。

潛藏的身體不適會造成行為問題

麻州綜合醫院的包曼（Margaret Bauman）醫生和布義（Timothy Buie）醫生處理過很多自閉兒。他們倆提醒醫生、家長和老師注意，孩子在服用諸如理思必妥等精神科藥物之前，必須先確定他／她身上沒有隱藏性的不適或病痛。有些醫生甚至很可能懶得替那些被診斷爲無法口語的自閉兒檢察身體有無病痛。他們認定所有的行爲問題都是自閉症引起的。布義醫師這位小兒胃腸科醫師說，百分之二十四的正常兒童有腸胃不適的問題，在自閉兒群體裡，比例往往更高。

二〇〇八年在多倫多日內瓦中心召開的自閉症研討會，布義醫師播放幾段三歲自閉兒的錄影帶，他們全都無法口語，表現出由不明顯的胃部不適所引起的怪異行爲。第一段裡有個小女孩就是不願意好好坐著完成功課，她一直動來動去停不下來，做出怪異的姿勢，而且奇怪的是她並沒有抱著肚子。在第二段錄影帶裡，有個孩子不願意躺平，不停又踢又捶。在第三段裡，則出現嚴重自戕行爲和怪異的「行禮」手勢。

這三個孩子都有胃酸逆流（胃灼熱），也就是最常見的胃腸問題，但沒有一個表現出明顯的腸胃不適症狀，譬如便祕、嘔吐、拉肚子，或撫摸／搓揉胃部或胸部，他們的行爲是由身體嚴重不適直接引起的。由於缺乏口語能力，行爲是他們表達身體不適的唯一溝通管道。他們身體的某些動作無疑是爲了舒緩疼痛。這些孩子在接受胃酸逆流的治療後，他們的行爲同時大幅改善了。

胃酸逆流可以用一些成藥來輕鬆對治，譬如 Pepcid（famotidine）或 Prevacid（lansoprazole）。別讓孩子在吃飽飯後馬上躺下來，則是另一些常見的做法則包括，躺在床上時要記得將床頭墊高，好讓胃酸留在胃裡，而不會灼傷食道。若是孩子的枕頭上有褐色汙漬，那通常是胃酸逆流的跡象。其他的跡象包括嚼咬衣服或其他物品，或者拍打胸部。

其他外表看不出來的身體不適

胃酸逆流顯然只是造成行爲問題的諸多不適之一，其他的腸胃問題譬如便祕或幽門螺旋桿菌也會造成疼痛。幽門螺旋桿菌會引發胃潰瘍，用簡單的工具即可檢測出來，一般診所就可以醫治。許多家長和老師告訴我，孩子在耳朵發炎或牙痛的問題處理完之後，行爲上即大幅改善。嚴重的黴菌感染也會讓孩子極度不適，應及早治療。

包曼醫生描述了她治療數百位自閉兒的臨床實務觀察。她觀察到，一到青春期，女生的行爲往往比男生更可能惡化。這一點我心有戚戚焉。進入青春期後，我的焦慮和恐慌開始爆發。包曼醫生發現，有些自閉症少女的雌性激素和黃體激素分泌失調。對賀爾蒙失調的治療改善了她們的行爲。這類問題可以找優秀的婦科醫生或內分泌醫生來治療。

受過大小便訓練的孩子若是出現大小便失禁的狀況會令人相當憂心。假使這情況發生，第一步是排除是否有尿道發炎的問題，這很容易由尿液樣本檢測出來。其他可能的原因或許是腸胃問題，譬如拉肚子或有寄生蟲。包曼醫生發現，有些十來歲的孩子因爲膀胱痙攣而有尿失禁的情況，有時候服用 Ditropan 即可改善。

總之，切記一點，大多數自閉兒，尤其是無法口語的或是口語能力有限的孩子，行爲往往是他們的溝通管道。突發或沒來由的脫序行爲若持續數天或數星期之久，時常是外表看不出來的身體不適所致。在你要求醫生開更多更強效的精神科藥物之前，務必要確實、積極地把可醫治的身體病痛這項因素排除在外。

評估效果

每個自閉兒都不一樣。對某個自閉兒有效的藥物或教學課程不見得適用於另一個自閉兒。譬如說，某個孩子接受結構嚴謹、分解式操作教學課程產生很大的進步，但另一個孩子接受同樣的課程卻很可能因為感知超載而沒有什麼進展，後者需要的是更溫和的教學法。

大多數自閉症專家都同意，自閉兒需要大量的早期教育處置，但是他們對於孩子該接受羅法斯應用行為分析，還是採取比較以社會關係取向為基礎的課程，譬如葛林斯班（Greenspan）的地板時間（Floortime）療法則意見紛歧。我發現，實際進行教學的人往往比所採用的教學方式更是關鍵。優質的教師大部分都做著同樣的事，不管教學方法的理論基礎為何。他們天生有種直覺，知道什麼對孩子有益、什麼無益，所以他們會根據情況調整他們所採用的方法。假使你注意到某個老師似乎就是和你的孩子處不好，或是「感覺」不到對孩子有效的方法，不妨換別的老師試試看。

一次改變一件事

假使你採用新的食療、藥物或教育課程，同時也開始嘗試其他新事物，你可能無法確認新的食療、藥物或教育課程的效用分別如何。一次進行一項新的嘗試。很多家長做不到這一點，因爲他們想給孩子最好的，而且擔心「時間一分一秒流逝」。就大部分情況來說，只要短短三十天的試驗期便能夠看出效果。另一個不錯的評估方式是盲眼評估（blind evaluation），也就是說，執行評估的人並不知道新的教學法或新的藥物正在進行測試。比如說，假使學校老師跟你說孩子的行爲有大幅改善，這就是一個好的指標，代表你在家進行的新療法已經奏效（你事先並未跟老師提及新療法）。尤其在使用藥物時，父母一定要在風險和效益之間仔細斟酌。父母可掌握一個大原則：除非藥物能帶來巨幅明顯的改善，値得你冒著有副作用的風險，否則別輕易嘗試。舉例來說，如果藥物使得憤怒攻擊的行徑從一星期十次降至一個月一次，這就是很有效、很値得一試的藥。如果藥物只會讓孩子稍微不那麼焦躁好動，那就不怎麼値得你冒風險。

當今可取得的療法很多。有些經由嚴格的科學研究證實，有些則沒有。分解式操作教育課程以及SSRI一類的抗憂鬱藥，譬如百憂解和樂復得，都有科學研究支持其成效。爾蘭讀障彩色濾光眼鏡和特殊飲食療法則較少得到的科學支持。無論如何，確實有人從這些療法中獲得幫助。科學研究沒法證實其效用的其中一個原因是，或許只有特定的自閉症次團體的人才對這些療法產生反應。我們仍需進一步的研究，尤其是能夠說明哪種療法對哪個次群體的人有效的研究。

總之，一次進行一種新療法，並且每天記錄它的效果。避免「我的孩子真的有進步」這類含糊籠統的詞句，而是具體寫下觀察到的改變，不管是正面或負面的，而且每天至少記錄一次。措詞精確且具評估效用的例子包括：「我的孩子在一星期之內學會十個新字」、「他鬧脾氣的情況由一天五次降至四天一次」。完善的資訊有助於你做出好決策，得以讓孩子長期受益。

藥物試驗期過短所引發的問題

近來，精神科藥物試用期過短的不當使用產生愈來愈多問題。若非持續服用六至八週，非典型抗精神病藥物如理思必妥或思樂康可能產生的嚴重副作用，其實顯現不出用藥的效果。我很擔心美國食品藥物管理局將核准五歲的自閉兒服用理思必妥。就算核准了，對大多數五歲大的孩子來說，服用該藥很可能是個糟糕的決定，因爲它造成的長期副作用使得風險過高。如此年幼的孩子應該先嘗試其他更安全的療法，譬如特殊飲食療法和Omega-3 魚油補充品。現今有太多藥效太強的藥被開立給太過年幼的孩子服用。不過，在年紀較大的孩子及成人案例中，理思必妥是良好的選擇。

藥物使用：斟酌風險與效益

某些藥物的危險性近來頗受民眾關注，譬如抗憂鬱藥物和關節炎的止痛藥。這使得家中孩子已經服用這類藥的父母開始憂慮，而原本猶豫是否要讓孩子用藥的父母也更加質疑。

所有的藥都有風險。決定是否用藥時，其效益應該大大地——而非微微地——高過風險。服用會造成不良副作用的高風險藥物應該比使用低風險的藥物更加謹慎，這是常識。合理的做法也是先試用低風險的藥物。

用藥三原則

以合乎邏輯的方式來決定是否用藥時，最好秉持以下的三個原則。這些原則假定，不用藥的做法已經先行試過，而且已證實無法舒緩病症。當孩子的行為出現問題，治療的第一步絕不是開藥。用藥是其他辦法都用盡時才考慮的選項。

- 一次試用一種藥，這樣你才能判斷它有沒有效。試用新藥的同時不要更動課程，也別改變飲食。用藥後至少等幾星期至一個月後，再更動孩子的其他課程或活動。

每天記錄孩子的行為、舉動和好動程度，有助於你看出可能的副作用以及評估改善程度，假使有改善的話。

● 有效的藥物應該有**明顯的正面效益**。只能讓孩子稍微不過動的強效藥，不值得冒險服用。消除了孩子的過動，但卻使得孩子昏昏欲睡的藥也同樣糟糕。一如前文所述，愈來愈多的強效藥被開給年幼的孩子服用，這令我憂心。我會建議讓幼兒先試特殊飲食療法以及Omega-3（魚油）補充品，之後再試強效藥物。

● 假使某人已經長期服藥，而且藥效良好，通常不值得冒險換新藥。新藥未必比較好。藥廠會趁他們持有專利權的期間大力促銷新藥，一旦不再是專利藥，他們就不再促銷。不過若要換不同廠牌出品的非專利藥得非常當心。找一家對你來說效果最好的廠牌來用，並持續使用同一個廠牌。不同廠商製造藥丸的方式不同，這可能會影響藥物溶解的速度，因而改變藥物作用的方式。

藥物用途與風險

要做出明智的決定，父母親必須知道幾大類藥物的風險為何，以下的段落總結最常用六大類藥物的用途與風險。

一、**抗憂鬱藥物**（包括SSRI一類——譬如百憂解的選擇性血清素回收抑制劑——以及其他舊式三環藥劑）在開給自閉症者時，用量應該比一般人還低。有些自閉症類患者只需一般首次用藥者四分之一至一半的劑量就夠了。過高的劑量會產生很多問題，譬如失眠或焦躁。正確的低劑量將帶來非常正面的效果。我認識很多吃百憂解的設計專家，他們在服藥期間設計出了最棒的作品。不過我也聽過好幾位服用Paxil（paroxetine）的人抱怨記憶力受到影響。百憂解和樂復得是比較好的選擇。根據一項統合分析（meta-analysis），比起其他的SSRI，百憂解對自閉症患者的效用證實是最好的。但話說回來，如果你一直服用Paxil，而且效果很不錯，最好還是繼續服用，別輕易換藥。

抗憂鬱藥對降低焦慮、恐慌發作、強迫症、社交焦慮以及思緒奔馳真的很有效。大多數抗憂鬱藥都標示著「黑框」警語：服藥初期——前八週——可能產生自殺意念，這是可能會稍微增加的風險。醫生通常會先開 SSRI 這一類的藥物，因爲它們比較安全。三環藥劑可能會造成某些人的心臟問題。

二、**非典型藥物**。例子包括理思必妥、思樂康和安立復。這些藥的副作用很大，包括體重增加、得糖尿病的風險增加以及遲發性不自主運動（tardive dyskinesia，帕金森式顫抖）。遲發性不自主運動有時候會造成永久傷害，即便停藥也會持續下去無法消除。這些藥的標籤上沒有黑框警語，但是長期風險事實上往往比抗憂鬱藥的副作用還高。體重多上五十公斤可能嚴重危害健康，造成行動不便，遭到社會排斥和導致低自尊。藥吃得愈久風險愈嚴重。服用時以低劑量為佳。

這些藥在控制較大孩子和成人的極嚴重攻擊行爲時非常有效。但使用這類藥物來控制攻擊行爲之前，應該先試著採用行爲療法。對於症狀嚴重的人，使用非典型藥物的效益大過風險。對於症狀輕微的人，風險則過高。同樣的，這類強效藥也不宜用來當助眠劑或治療注意力的問題，因爲嚴重的副作用太多了。

三、**中樞神經興奮劑**。例子包括利他能（Ritalin，成分是Methylphenidate）和Adderall（右旋安非他命 Dextroamphetamine，和安非他命 Amphetamine 的混合）。這些藥通常是開給注意力不足而過動失調的小孩和大人服用的。興奮劑往往會讓口語發展遲緩的自閉兒情況更糟，不過，它通常對那些有輕微自閉症或亞斯伯格症但口語發展良好的人有所幫助。比起非典型藥物，興奮劑的長期副作用較少，但是被診斷出有心臟問題或可能有心臟問題的人則要避免服用。興奮劑的效果十分迅速，服用一兩次就很明顯。其他類型的藥則需要數週或更久才有辦法進行評估。

四、**抗痙攣劑**。這類藥最初是開發來治療癲癇和發作（seizures，譯按：腦神經元異常，過度放電），用來控制攻擊行爲和穩定情緒也很有效。假使攻擊行爲是突然發生，簡直像啪地打開電燈開關一樣就出現，那麼抗痙攣劑很可能有效。這類的暴怒時常「憑空」出現，毫無預警或少有預警。它或許是腦部難以偵測的小小發作所激發。理思必妥或其他非典型藥物對於有目標性的攻擊行爲比較能發揮作用。堪薩斯的精神病藥物學家古德曼（Mark Goodman）指出，樂命達（Lamictal，成分是 lamotrigine）對於自閉症青少年的攻擊行爲通常很有效。其他有效的抗痙攣劑還有妥泰（Topamax，成分是 topiramate）和 Depakote（成分是 divalproex sodium）。

抗痙攣劑的一個主要缺點是，服用者必須經常驗血，以確認藥物沒對肝臟造成傷害。如果服用抗痙攣劑的六個月內有皮膚起疹子的情況出現，就要立刻停止服藥。起疹子的現象多半會在開始服藥的二至八週之間出現，如果繼續服藥的話，出疹的狀況可能會致命。很多人對抗痙攣劑的忍受度非常好，服用的第一年內沒有併發肝臟問題或起疹子。密切留意身體反應，以防範危險的副作用，一有狀況就要停止用藥，以免造成永久傷害。

五、**血壓藥**。這類的藥原本是開發來治療高血壓的，它們具有強烈抗焦慮及鎮定的特性。我認識一些有嚴重焦慮而且藥物成癮的設計專家，他們在服用低劑量的百憂解和β阻斷劑（Propranolol）之後，生活完全改觀。β阻斷劑是舊的非專利藥品，如今再度被拿來研究。軍方正進行以β阻斷劑來對治創傷後壓力症候群的試驗，它能阻斷退役軍人在「記憶閃現」期間掀起的巨大恐懼反應。Propranolol 也能幫助無法口語的自閉症者控制憤怒，他們一旦發怒就熱得冒汗，而且時常像是喘不過氣來。

其他的血壓藥也可以幫助孩童鎮定和入眠。降保適（Catapres，成分是colnidine）就是很好的助眠劑。和非典型藥譬如理思必妥或安立復比起來，血壓藥比較沒有長期副作用。

但這些藥畢竟是降血壓的藥，如果用藥者的血壓降得太低，很有可能會昏倒。所以剛開始服用血壓藥時應該避免開車，直到確認自己對血壓藥的反應。

六、**Benzodiazepine**。這類藥是用來對治焦慮，但也有很多缺點。它們很容易被濫用，而且一旦服用就難以戒斷。最常見的類安眠藥有贊安諾（Xanax，成分是 alprazolam）、煩寧（Valium，成分是 diazepam）和 Klonopin（成分是 clonazepam）。長期對治焦慮而言，使用抗憂鬱藥劑譬如百憂解和樂復得，或者血壓藥，通常還是比較好。哈佛大學的拉提（John Ratey）博士通常不建議用 Benzodiazepine 來治療自閉症類患者。

新藥好，還是舊藥好？

新的非典型藥物和抗憂鬱藥不斷上市。和舊藥比起來，有些新藥稍稍有利一些，很多都是將舊藥的成分稍微更改過而已。舊藥往往還是很有效，而且是普遍又便宜的非專利藥。我修訂這一個段落期間，沒有全新類型的傳統藥品上市，也沒有相關研究還在等候美國食品暨藥物管理局核定。當今效果良好的非專利藥很容易取得，其中包含了用來治療自閉症者的各類傳統藥品。

從實際的風險來說，抗憂鬱劑和血壓藥就長期健康而言比較安全。不過在某些情況下，理思必妥的效益還是遠高於它的風險，在控制憤怒方面非常有效。如果它能幫助十多歲孩子上學，過群體生活，培養足夠的自制力，學習其他的行爲管理的認知型態，就很值得一試。

父母在思考是否要讓孩子用藥時，一定要合理評估風險和效益的比例。和孩子的醫生充分討論用藥問題，請醫生列出藥物可能產生的副作用。你也可以上網自行研究某些藥物用在自閉症類患者身上的情況有多普遍或者效果如何，尤其是藥物要用在年幼孩子身上時，更需要多多收集資料。每當有危機出現，醫生和父母都要避免加重劑量或添加別種新的藥物。我和一次吃八種藥的孩子的父母談過，他們的孩子簡直像是了無生氣的木頭人。

藥物只要使用得謹慎保守，通常可以讓身體功能正常化。但若是輕忽大意，可能拖累孩子原本的功能運作，恐怕只是更苦了孩子而已。

我治療耳鳴的方法

我在五十多歲時得了梅尼爾氏症（Meniere's disease）。這是一種自體免疫疾病，可能造成耳鳴、耳聾和眩暈。這種病著實駭人，我一耳的聽力迅速下降，耳鳴的聲音簡直叫我捉狂。幸好我沒有眩暈的問題。最先出現的症狀是耳鳴，沒幾個月我的一耳即大幅喪失聽力，甚至到沒辦法講電話的地步，我很擔心另一耳也會失去聽力。我求助的第一位專家向我推銷助聽器，消極地要讓我變成耳聾。另一位醫生則開給我類固醇的藥Prednisone，便止住了這個急性症狀，所幸最後我那隻耳朵的聽力多少恢復了。

CD的神奇功效

耳鳴的情況則嚴重到我難以入睡，那聲音聽起來像持續的蟬鳴，也像低沉的霧笛聲。我從網路上找到一些方法來訓練大腦忽略耳鳴，而這耳鳴是耳蝸（內耳）受自體免疫系統攻擊而受損所致。（自體免疫疾病是內免疫系統錯誤地攻擊、破壞體內健康細胞的一種疾病。）有個網站說大自然的聲音很有用，於是我到連鎖書店買下了他們所有的新時代音樂CD。夜裡我把每張CD輪流播放來聽，以便掩蓋那可怕的聲響，但依舊難以成眠。後來我從另一個網站獲得重要提示：「利用音樂或其他聲音來減緩耳鳴，重點在於讓自己『習而不察』，而不是掩蓋它。」於是在夜晚聽CD時，我把音量轉小，好讓自己必須集中注意力去聆聽。這一招奏效了，因爲我必須全神貫注去聽CD。我發現其中一張CD特別管用，每當我輕聲地播放，幾乎可以忽略耳鳴的存在。

大腦沒辦法同時注意三件事

我必須搞清楚那張CD爲何有效。那是一張以潺潺溪流聲爲背景，結合音樂和鳥兒間歇啼囀的CD。持續的低沉流水聲和間歇高音的組合發揮了效果。這CD之所以有效，在於我的大腦沒辦法同時注意三件事，也就是耳鳴、鳥啼和流水聲。其他的有效阻合包括同時播放流水聲和古典音樂，或是流水聲加上收音機播放的各種音樂。我訓練自己利用各種音樂，發現沒有人聲的音樂效果最好。我也成功地運用經典搖滾樂和西班牙音樂，後者的詞句我聽不懂。完全不起作用的一種音樂是爵士樂，或饒舌這種重節奏音樂。住飯店時，我也成功地利用收音機的音樂加上電視氣象台或電影預告。一定要是很無趣的聲音才行。如今我的梅尼爾氏症已經好轉多了，不需聲音輔助即可入眠。

梅尼爾氏症很常見

當我和年紀超過四十的人出外用餐，並談到耳鳴時，我發現很多人都有耳鳴，而且從未被診斷出來。他們不是有耳鳴就是會眩暈。我幾位朋友採行低鹽飲食後耳鳴減緩了，就這麼簡單，而且其他很多人跟進後，也都覺得有效。最初我必須服用高劑量醋酸去氫副腎皮質素一星期，之後花六個月時間小心地戒斷這項類固醇。而今我的保養法是採行低鹽飲食，此外加上低劑量的一顆名叫Triamterene的利尿消水丸。如果我吃太多鹽，或忘了吃消水丸，我會感覺到耳壓上升，耳鳴也會惡化。我也必須停止服用爲解決熱潮紅的雌激素，因爲女性賀爾蒙會使自體免疫的問題加重。耳朵出問題後，我在無麩質的飲食裡增加少量的維他命B。而今我則服用維他命B群補充品。

自閉症和自體免疫問題有連帶關係。我發現很多沒被診斷出來的梅尼爾氏症者，都是自閉兒的父母。常有的情況是，他們去找醫生看，但醫生找不出哪裡不對勁。有一次我跟一位女士談到梅尼爾氏症，她說：「難怪我每嗑掉一包重鹹的洋芋片就會頭暈。」有這些症狀——耳鳴、眩暈、聽力愈來愈差——的人一定要找合格醫師談談梅尼爾氏症。要是被診斷出梅尼爾氏症，不妨試試我上述的方法來緩和症狀。

天寶博士的小叮嚀

☆我喜歡「從菜單上點菜」的做法。把傳統療法和另類療法裡，那些對你有效的選項納入你的菜單內，一旦選項失效就要剔除掉。

☆在你要求醫生開更多更強效的精神科藥物之前，務必要確實、積極地把可醫治的身體病痛這項因素排除在外。

☆我發現，實際進行教學的人，往往比所採用的教學方式更是關鍵。

☆所有的藥都有風險。決定是否用藥時，其效益應該大大地——而非微微地——高過風險。

〔第八章〕

自閉症患者的大腦如何運作？

我想像額葉皮質是位於某辦公大樓內的企業總裁，大樓內每個辦公部門都必須向他報告營運狀況。

認知及大腦研究

認知與人類的思考方式是我最喜愛的主題之一。我對於自己和他人思考方式的比較及差異很感興趣。我喜歡動腦筋想事情並解決問題，因爲我純粹是個熱中科技的呆頭鵝。有些人和我志同道合，另一些人則著迷於情緒／社會面的思考和功能運作。在美國，關於自閉症大腦運作的最重要發現，來自四個研究中心，分別是聖地牙哥的庫爾切斯尼博士與他的團隊、匹茲堡大學的明樞博士及她的同事、路易斯維爾大學的卡薩諾瓦博士（Manuel Casanova）和猶他大學的團隊。

正常的大腦和輕度自閉症的大腦之間，大概無法截然分明地加以區別。所有的大腦都由灰質和白質構成，灰質好比資訊處理的系統迴路，白質則好比連接各個處理器的網絡。大腦有一半是白質，也就是連接大腦不同區域的「電腦纜線」。在正常的人類大腦裡，每個區域都有纜線，這些纜線會聚集在額葉皮質（frontal cortex），好讓儲存於不同區域的訊息能夠密合交融，形成情緒。明樞博士認爲，自閉症患者腦部裡連接感受和訊息的「纜線」往往不是缺少，就是發展不足。

我所想像的大腦組織

要把大腦的運作概念化，我必須借用逼眞的圖像，若非如此，我難以進行思考。讀過大量優異的研究報告後，我透過一幅想像來總結大腦運作。我想像額葉皮質是位於某辦公大樓內的企業總裁，大樓內每個辦公部門都必須向他報告營運狀況。大腦的變異性很高，這總裁可能精明幹練，對大樓內的一切瞭若指掌，也可能疏於管理，放任各部門各自爲政。用電腦網路的術語來說，大腦是密密麻麻網路交互連結的龐大系統。

研究者把額葉功能失調形容爲「執行功能」出問題，這會損害個人處理及組織訊息的能力、擬定計畫和排序能力與執行的彈性，乃至於自我調節的反應和達成目標的能力。大腦的運作取決於兩個主要元素：白質內連接大腦不同區域的「遠距纜線」，以及部門內或連接鄰近部門的「小型區域纜線」。明樞博士和庫爾切斯尼博士所完成的無數大腦掃描研究支持了這個觀點。在自閉症患者的腦部裡，遠距的白質纜線比較少，區域纜線比較多，因此大腦不同區域之間的交互聯繫不如正常大腦那麼多。自閉症愈嚴重，大腦內相隔愈遠之部位間的遠距纜線愈是貧乏。

卡薩諾瓦博士的研究則顯示，灰質的訊息處理迴路也受影響。大腦內基本的訊息處理迴路稱爲微柱（minicolumn）。自閉症患者的微柱比較小。卡薩諾瓦博士所做的一個有趣研究顯示，三位已故科學家同樣有較小的微柱，與自閉症患者的大腦結構類似。微杜較小的大腦，每平方英吋內的資訊處理器較多，在處理細節上更有效率。

認知取向與社交取向大腦

小型的微柱連到負責區域性「辦公室內」溝通聯繫的白質纜線。大一點的微柱則連到串聯不同樓層部門之間的大型白質纜線。因此大腦網絡的型態可分爲兩類，一是有利於社會互動，也就是說各部門和情緒中樞——即總裁或企業首腦——之間設的高速網路，另一類型的高速網路，則設在數學或製圖等科技部門。在這種局部性聯繫很活絡的大腦裡，大量的纜線從天花板上連接到辦公室隔間內所有的電腦，好讓各個科技高手可以用電腦執行很酷的製圖或數學的專業技能。

因此，一類的電腦網路善於處理缺乏細節的社交性高速訊息，另一類則專注於處理細節。我們這個世界需要專注於細節的人，否則電子產品、汽車或電腦，甚至美妙的音樂作品便不會出現。專注於細節的工程師確保我們日常生活裡的燈會亮、橋不會斷。

個別差異性

自閉症患者的能力發展不平衡。拿上述的比喻來說，就是辦公大樓內區域部門的網路線分配不均，因爲缺乏良好的電腦纜線。結果某部門設有完備的網路，另一部門卻只分得一條電話線。我純粹是個科技通，事業有成，這帶給我生命意義。我學會盡量發揮所長，在社交方面少根筋我毫無憾恨。不過也有些自閉症患者，情緒迴路的連結比我多，卻因爲社交能力不足，屢屢受挫而沮喪。每個人都有獨特的個性，有各自的優勢和挑戰。拿半杯水這個通俗的比喻來說，看見水空了一半的，是悲觀的人，看見水還有半滿的，是樂觀的人。自閉症及亞斯伯格症患者亦然，我們大腦運作的方式也許很不一樣，但同樣有悲觀和樂觀的人。自閉症患者會碰到的「問題」不見得都是自閉症使然，有些其實是我們的本性和個性所致。

自閉症患者蜜雪兒・道森（Michelle Dawson）曾經和蒙特婁大學的莫特朗博士（Laurent Mottron）合作，研究結果清楚顯示，自閉症患者的智力被低估。接受魏氏兒童智力量表的評量但分數不高的正常小孩，在瑞文氏非文字智力測驗（Ravens Progressive Matrices）上的得分同樣不高。同樣接受這兩種智力測驗的自閉兒，在瑞文氏測驗上的得分顯然高出許多，平均高出三十個百分點。瑞文氏測驗是從一系列抽象圖樣中看出差異與相似性。

無法口語的自閉症患者

無法口語的人和口語能力良好但感覺知覺方面問題嚴重的人，有著類似的經驗。他們的知覺是斷裂的，或者看得到顏色，但形體輪廓卻不清晰。有些人看到的影像則破碎得有如馬賽克拼圖。在視覺系統裡，顏色、形狀和動作的知覺各有不同的迴路，三者必須協同運作才能形成影像。在重度自閉兒大腦裡，說不定就連區域性的迴路也沒有接連完全。連接腦部的思考區域與動作區域的白質迴路出問題，也許就是某些自閉症患者會感覺到「思考我」和「行動我」總是無法協調的原因。

明樞博士及其同事指出，在重度自閉症患者的腦部裡，主要感覺皮質（Primary sensory cortex）和相關區域之間，嚴重缺乏正常運作的連結。拿辦公大樓來比喻，低階職員可以透過電話或電腦接收大樓之外的外來訊息，但是他們和各個不同部門之間不是斷訊失聯，就是聯繫不良，因而無法傳遞訊息。照護重度自閉兒的老師和照顧者經常表示，即便這些自閉兒總是出現類似拍打的怪異之舉，但是他們在某些方面確實表現出智力。這些人的大腦就像一座辦公大樓，各部門之間與對外通聯系統大部分都故障了，只剩某個角落的幾個隔間內，有幾位正常員工僅藉由一支不時被靜電干擾的不牢靠手機跟外界連絡。

多年來我觀察到，重度自閉症患者在情緒／社會面的處理功能往往比較正常，從狄托（參見第四章）以及其他可以獨力藉由打字描述內心世界的自閉症患者身上可見一斑。再拿辦公大樓來比喻，這好比辦公大樓內客服和銷售部門這類比較情緒面和社會面的區域，仍然保有通暢的電話線路和功能運作，但是技術部門裡的一切都故障。

腦部不同區域之間的交互聯繫問題，說明了自閉症光譜何以有如此大的變異，每個人的功能運作都不一樣，就看哪個區域的哪幾條電腦纜線是通暢無礙的。庫爾切斯尼的研究顯示，在自閉症早期，大腦白質會異常地過度增生。隨著自閉症的病情加劇，白質增生的情況也隨之加速，這使得連接大腦不同區域之間的遠距纜線（也就是整合全棟辦公大樓，從所有來源收集資訊），並使之有效運作的必要連線愈是難以建立。

少了社交技能，卻多了專家技能？

我總認爲，天才是反常的狀態。如果把造成自閉症的基因和其他因子都排除，這世界說不定充斥著善於交際的平庸之輩。好交際的人不會願意把時間花在創作偉大藝術、美妙音樂或工藝的曠世之作等需要把大量心思投注於細節的事。

大腦視覺區的差異

近來的大腦研究說明了專家技能如何運作。透過磁振造影（MRI）的大腦掃描顯示，自閉症患者在接受視覺實驗時，大腦的視覺區使用得比其他區域更加頻繁。

英國研究者賽門・拜倫可漢及他的同事發現，自閉症患者在嵌圖測驗（embedded figures test）上表現優異。該測驗要求受試者指認隱藏在圖樣裡的圖形，譬如三角形。在受試過程中同步進行的大腦掃描顯示，正常人的大腦裡有很多不同區域同時被啓動，但自閉症患者的大腦只啓動了視覺區。

口語技能阻礙專家技能的發展？

專家技能的表現，也許是個體直接啓動大腦視覺區或音樂區的緣故。自閉症患者在音樂或藝術方面的專家技能，和罹患所謂額顳葉型失智症（和阿茲海默症很類似）的老年人所顯現的技能非常類似。加州大學舊金山分校的米勒博士（Bruce Miller）針對這個現象進行許多研究。米勒博士描述了很多罹患額顳葉型失智症的案例，這些在得病前對藝術毫無興趣的人，得了病之後竟發展出藝術技能。隨著他們的語言能力惡化，他們的藝術作品愈是精細逼眞。米勒博士在某期刊發表的文章內附上的兩幅病患圖畫，幾可媲美美術館裡的畫作。米勒博士也談到另一群發展出音樂才能的病患。當失智的情況愈嚴重，病患愈是執迷於展現他們的新才能，同時他們的社交能力卻日漸喪失。

讀過相關的二十篇特定科學報告後，我順著這些思路開始對專家技能發展出另一套理論。我認爲口語技能掩蓋了人類基本的視覺、數學及音樂的能力。自閉症患者在藝術、音樂或數學計算上表現出特異才能，說不定是因爲他可以直接觸發大腦的視覺區、音樂區或數學區。以我本身爲例，我用圖像來思考，無須借用文字。我可以直接觸發視覺記憶，因爲它沒被口語文字所掩蓋。閱讀時，我會立即把所讀內容轉譯成圖像。就我自己的經驗來說，我同意「自閉症患者可以直接觸發語文思考者到不了的大腦原始區域」這觀點。瑪格麗特‧包曼的大腦解剖研究支持了這個觀點。該研究指出，自閉症患者大腦裡儲存程序記憶（procedual memory）的大腦區域完好無損。程序記憶不需要文字，例子包括玩拼圖或騎腳踏車這類動作技能。

隨著我們愈來愈了解大腦如何運作，有朝一日我們將發現，專家技能存在於每個人身上，只是語文的使用掩蓋了我們觸動大腦這些區域的能力。也許這番理解能讓我們的社會更能接受這些缺乏社交能力的人，他們依然可以對社會有所貢獻。

專注於細節

匹茲堡卡內基美隆大學的明樞博士與她的同事利用大腦掃描機器進行了有趣研究。該研究企圖檢視一般人和自閉症或亞斯伯格症患者的思考模式，並找出思考模式反映在大腦掃描上的相互關聯性。最有趣的地方在於，相對於亞斯伯格症患者，自閉症患者的思考模式每天都不一樣。

自閉症與亞斯伯格症的差異性

大腦內處理個別文字和文句語義（意義）的部位不一樣。自閉症患者傾向於只注意句子裡的每個字眼，他大腦內部處理「文字」的部位同時也跟著活化了。然而在亞斯伯格症患者的大腦裡，有兩個部位活化，一是與文字有關的部位，另一個則是處理文句語義的部位。有意思的是，正常人的大腦傾向於忽略個別字眼，而專注於整個句子的意義。

明樞博士據此得出一個理論：亞斯伯格症患者能夠同時處理個別文字和整句文義的能力，多少解釋了他們的高智商。這也說明了自閉症患者時常產生閱讀困難的原因。由於自閉症患者專注於個別字眼，遺漏了文字的排序，因此無法掌握字句意義。

雖然我外表一副高功能的模樣，但我是不折不扣的自閉症，而不是亞斯伯格症，因爲我小時候語言發展嚴重遲緩（參見「別掛意病症標籤」段落關於診斷標準的改變），而且我在處理文句語義上也有障礙。要記住諸如「莎莉到那店裡請潘恩轉告小蘇要帶個蛋糕到安妮家」這類需要排序的句子，對我來說相當困難。即使到了今天，回答根據這類句子的問題依舊難倒我。不過我對具體的句子，譬如「吉姆在滑雪場裡穿了一件紅外套」，理解力倒是很好。理解這類句子並記住它的意義輕鬆得多，因爲我可以把這句子化爲一幅圖畫。老師在教導自閉症兒童或大人閱讀時，不妨運用一些不涉及記憶文句排序的具體問題。

拼湊細節，形成概念

有問題需要解決時，我會留意大量的細節。這就像玩拼圖一樣。想像你有一盒一千片的拼圖，你不曉得最後會拼成什麼圖案。當你慢慢拼出四分之一時，大概就可以看出圖樣是什麼，這是你一片一片拼湊的結果，沒有這個著眼於細部的摸索過程，你不可能看出圖案爲何。

明樞博士的研究讓我對自己的思考方式有了新的體悟。一般人的思考傾向於從概念進入到細節，從整體延伸到部分，我則是把大量的細節拼湊起來，以形成整體概念。我的思考是從細節到概念。家長和老師在教導自閉症或亞斯伯格症孩童時，一定要留意這一類的思考方式，並將之納入教學方法中。

自閉症的極端男性化傾向

劍橋大學的拜倫可漢博士發現，自閉症的家族裡擔任工程師的親人比一般家庭明顯多上許多。在我的家族裡的情況也是如此。我外公是麻省理工學院畢業的工程師，他發明了飛機的自動駕駛儀，我的第一個外甥則是成功的電路板設計師。

男女性的天生差異

拜倫可漢博士認爲，亞斯伯格症患者和高功能自閉症患者具有極端的男性化思考方式和社交模式。一般男生善於系統性分析，一般女生則是善於同理他人。「系統性分析是理解和預測無情法治世界最強而有力的方式，同理心則是理解和預測人情社會最強而有力的方式。」

表一是拜倫可漢區分男性和女性思考模式的簡表。一般男性和女性多半同時擁有這兩種特質，而且每個人的差異性都非常大。

回顧我自身的經驗，我頗能認同「自閉症大腦突顯男性特質」的這個觀點。小時候我討厭洋娃娃，喜歡動手建造東西。長大後我任職於營造業。女孩子一般來說會很喜歡的事物，我都很討厭。而且我擁有一雙男性化的手：我的無名指比食指長。

表一　大腦類型

男性的大腦	女性的大腦
●善於系統化分析	●善於同理他人
●競爭	●分享；輪流
●不會從其他角度看事情	●比較會從其他角度看事情
●看重權力	●看重關係
●好鬥	●採迂迴攻擊
●自我中心	●磋商
●不善於察言觀色	●比較會察言觀色
●良好的視覺空間能力	●較差的視覺空間能力
●善於玩建構式玩具	●善於人際互動遊戲
●機械能力	●同理能力
●討論目標和活動	●討論感覺
●按照規則分類	●表現出較多的類化技巧

男女性自閉症患者的差異

一般男生要比女生重視競爭和權力。假使自閉症大腦極爲男性化，也許也可以說明教導自閉兒輪流、分享和公平等概念為何如此重要的原因。在我小時候，褓母和我進行大量的輪流遊戲，並且跟我強調良好的運動家精神和公平競爭的重要。

很多人很納悶女性的高功能自閉症患者和亞斯伯格症患者為何具有較佳的社會適應力。有位高功能自閉症女生說，她自認比較像一般男性。假使拜倫可漢的理論是對的，女性的高功能自閉症患者也許比較像一般男性，而男性的高功能自閉症則是極端男性化。教育者在為自閉症男童和女童設計合宜的社會技能課程時，這觀點也許是重要的啓示。

然而有一項特質是拜倫可漢的理論無法說明的。體育運動是男性特質，但是亞斯伯格症患者和高功能自閉症患者都笨手笨腳、協調性很差。也許這涉及腦部的其他缺陷，也有可能是他們的腦袋很男性化，但肢體方面就大多數來說，都沒有發展到極致。

利用測量頭圍來檢測自閉症高危險群

一項有趣的大腦研究指出，自閉症幼兒腦部有異常增生的現象。庫爾切斯尼博士和他的同事指稱，藉由測量嬰兒的頭部大小，可能辨識出自閉症高危險群。

大腦異常增生

根據庫爾切斯尼博士的說法，在明顯的異常行爲出現之前，大腦已經開始增生。未滿週歲的自閉症嬰兒，大腦會突然地異常增生，因而使得大腦的發育異常地變慢。

數據顯示，十二個月大的自閉症嬰兒頭圍不正常地擴大。二至三歲自閉兒的頭圍依然比一般幼兒大上百分之二十。由於頭圍的差異隨年齡遞減，青少年和成人自閉症患者則很難從頭顱大小來辨識。

早期介入的可能性

這項研究令人振奮，因爲簡單用尺測量頭圍就能篩檢出十二個月大的嬰兒是否有自閉症。這個頭圍的數據可以拿來和正常頭顱的標準尺寸相比較。這項早期的檢測即便只是拿來當作警示指標，也增加早期教育和治療介入的可能性，因爲趁早介入，正面效益最大。自閉兒需要不斷參與外界活動，這項早期檢測提供這類幼兒獲得額外關注的機會，促使他們和大人互動。簡單的遊戲，譬如躲貓貓、跟寶寶說話等促進社會互動的活動，都對他們很有幫助，就如溫和的感覺刺激，譬如搖晃或擁抱一樣。這些額外又不劇烈的關注有助於鞏固幼兒的學習能力，也爲日後從其他介入方式中，持續有效的學習奠下有利基礎，因爲更多典型的自閉症特徵還是會變得更爲明顯。

庫爾切斯尼博士也把測量腦部灰質和白質增生量的腦部掃描數據加以電腦化計算。他發現，後腦——也就是視覺處理區——是正常的，不過額葉部分出現最多的增生現象。這又是另一項有趣的發現，庫爾切斯尼博士解釋，自閉症患者腦部最異常的區域，正是人類大腦和黑猩猩大腦差異最大的部位。我之所以覺得這一點很有趣，是因爲這意味著掌控人類大腦發育模式的轉化機制出了錯。這類發現提供了重要線索，有助我們找出自閉症的成因何在。

二〇一一年改版附筆

撰寫專欄期間，另一項判定自閉症幼兒高危險群的簡易測試出爐了，那就是觀察幼兒是否表現出共同注意力（joint attention）。共同注意力是有關於順著對方手勢或眼神示意，和對方一起觀看某個人、事、物的經驗。這個能力通常會在十二個月大左右發展出來。正常的寶寶或幼兒會順著媽媽或老師的目光注視某個物體。舉個例來說，寶寶通常會望向媽媽正看著的玩具。當媽媽看著玩具說「看看這漂亮的小鳥」時，寶寶的頭會轉向玩具並盯著它看。在飛機上看見一歲大的寶寶時，我總會跟他們揮手說嗨，我發現他們都會馬上轉頭朝著我看。在稍長之後才被診斷出自閉症的孩童，行爲上往往不見共同注意力。另一個發展障礙的警示紅旗，是寶寶對躲貓貓遊戲沒有產生反應。若是缺乏良好的共同注意力，這類需要社會互動的活動是無法進行的。共同注意力是兒童發展的重要里程碑，也是進一步發展社會、語言、認知能力的關鍵。正常的寶寶喜歡看人。在某個實驗裡，愛看電腦螢幕保護畫面中幾何圖形的寶寶，比愛看影帶中人物的寶寶，更可能出現發展障礙。

著眼於細節的思考方式

比利時自閉症訓練中心的希爾德・迪克菈蕊克（Hilde De Clercq）在二〇〇二年於澳洲墨爾本舉行的全球自閉症研討會上，發表了她對自閉症思維的獨到見解。身爲自閉兒的母親，她觀察到自閉症寶寶回應她的方式跟她其他正常的孩子不同。自閉症寶寶靠她擦的香水或她衣著的顏色來辨認她。自閉症幼兒及孩童傾向於注意父母或教育者認爲不重要或無法輕易察覺的細節。

固著於微小細節

以我的情況說，我能夠找出視覺或聽覺的重要細節，這讓我得以形成概念，譬如狗的概念以及狗和貓的差異。我認爲，自閉症患者在某個特定的情境裡所注意到的細節，遠遠超過非自閉症患者。這是我們感知世界的方式，也是我們收集訊息以獲得結論的方式。在形成狗的概念的過程中，我發現所有的狗都有相同類型的鼻子，而且狗吠叫也和貓的喵喵叫聲不一樣。

重度自閉症的兒童或大人很可能會固著於無關緊要的細節。儘管這些細節可以提供訊息，但無助於區辨。迪克菈蕊克博士談到一名男孩，在家會使用馬桶，但在學校就沒辦法。因爲他只會使用坐墊是黑色的**馬桶**，這細節對他來說很重要，但無助於形成馬桶這概念。他認不出坐墊是白色的馬桶也是馬桶。要了解孩子用來當作鑑別指標的細節，有時需要仔細的觀察和敏銳的探究。在男孩的老師了解坐墊顏色是關鍵後，他們才用黑膠布覆蓋白色坐墊，讓男孩輕鬆地認出學校裡的馬桶。隨後老師漸漸地撕開黑膠布，這男孩才學會使用白色坐墊的馬桶。

另一個例子是，有個小孩不小心被一把紅色刀柄的刀子割傷後，他開始害怕紅色的物體。他把受傷和紅色錯誤地聯想在一起，而不是和尖銳物體聯想在一起。

知覺類化的訓練

正常孩子會過度類化的最典型例子就是，所有飲用的容器都叫「杯子」，然而自閉兒卻不容易找出知覺線索進行類化。有些自閉症患者的視覺處理功能有障礙，這更加阻礙了視覺訊息的處理。對很多患者來說，要看見一棵樹或一棟房子這類大型物體很有困難，他們的視覺影像破碎成馬賽克或萬花筒裡的圖樣。對另一批患者來說，由於曲線知覺有缺陷或缺乏深度知覺，因而所有的影像均呈現在二維平面上。有時候讓孩子注視著小型物體，譬如餐具等，比較容易教導他學習類化。環境背景保持單純也很有幫助。對於有嚴重的感覺障礙的人，藉由撫摸或觸覺來教導類化也許更加容易些，因爲觸摸比視覺或聽覺能爲他們的大腦提供更多精確訊息。

窺探視覺化思考的大腦

幾年前我有機會參與了匹茲堡大學明樞博士研究團隊的一項大腦掃描研究。那具磁振造影掃描機擁有名爲「擴散張量攝影」（Diffusion Tensor Imaging）的最新科技，可以顯現出連接大腦不同區域的大型白色纖維狀神經束。兩個禮拜後，我收到掃描報告，結果令人振奮。和同年齡同性別的控制組相比，我有兩條像寬頻網路似的粗大神經束從視覺皮質深處一路通往大腦左右半球；控制組的正常受試者也有相同的迴路，但我幾乎是他們的兩倍粗。同樣的發現也出現在其他更年輕的自閉症患者腦部。我心想：「難怪我會透過圖像來思考。」明樞博士和她同事這項突破性的研究，將幫助家長和老師更了解自閉症患者如何感知世界。

腦部掃瞄一窺大腦異常狀況

本書第一版問世之後，更多的成人接受腦部掃描，結果顯示有些人不具有這類的大型視覺迴路。很遺憾的，研究者沒有判別這些受試者是屬於視像式思考者或語文式思考者。假使他們屬於語文式思考者，也許這就是他們缺少視覺迴路的原因。猶他大學另一群研究團隊對我進行的掃描，則解釋了我在數學方面表現不佳的原因。我的頂葉皮質（parietal cortex）有些微異常，這些異常狀況和有算術障礙的孩童很類似。掃描結果也顯示出，我的內嗅皮質（entorhinal cortex）也明顯大很多，這個結構也和視覺化思考有關。

在另一項研究裡，卡內基美隆大學認知大腦造影中心（Center for Cognitive Brain Imaging）的卡納博士（Rajesh Kana）及其他科學家進行的一項大腦造影顯示，自閉症患者也在大腦視覺區裡處理非視覺性的內容。自閉症患者和控制組受試者閱讀高度視覺化和低度視覺化的句子。高度視覺化句子的例子譬如：「動物和植物都是生物，但礦物不是。」低度視覺化句子的例子則類似：「加減乘除都是數學技巧。」接受掃描時，受試者必須按鈕回答是或否。

這兩個句子都在我腦裡激發了鮮明的圖像。前者激發了狗、貓、牛、玉米田、樹木和晶體的圖像。後者則觸動了我小三上算術課的情景。研究結果顯示，閱讀這兩類的句子時，自閉症群體啓動了視覺區，但控制組大半是爲了回應高視覺化的句子才啓動視覺區。在進行心像旋轉（visual rotation）的測驗時，自閉症患者使用額葉的情況也比正常人少得多，我們比較倚賴額葉以外的大腦部位。

其他的認知測驗

我在某些被歸爲視覺測驗，但需要運用工作記憶（working memory）和快速反應的測驗上表現得很差，工作記憶和快速反應是我的兩個弱點。明樞博士讓我嘗試一項名之爲「手指窗格」（Finger Windows）的測驗。受試者要注視著實驗者的手指，他的手指會在方格內不同的椿釘之間指畫，並在實驗者停止移動後畫出實驗者指畫的圖樣。我沒通過這項測驗。我只能正確記住頭三個椿釘的位置和順序，這就像我開車問路時會碰到的問題一樣，假使步驟超過三個，我就必須寫下來才行，否則根本記不住順序。在諸多的認知測驗中，手指窗格的測驗最能精準地區辨自閉症患者和正常受試者，因爲自閉症患者進行這任務時沒有其他策略可用以輔助。話說回來，我在語文廣度測驗（verbal digit span test）則有不錯的表現，因爲我反覆地大聲默念，這個策略彌補了我工作記憶的缺陷。

這項研究對家長和老師究竟有何啓示？首先，倘若孩子以視覺化方式思考，千萬別遏抑他們腦中的心像。他們的「母語」是心像，而非文字。其次，教導孩子時要避免說出一長串的口語步驟。指令要簡短而具體。如果孩子閱讀沒問題，不妨改用書面方式來指導。

自閉症患者和傑出科學家的大腦皮質結構類似

直到最近，研究者才認定，自閉症患者的大腦皮質，也就是訊息處理的部位，並未受損。路易斯維爾大學卡薩諾瓦博士所做的研究顯示，自閉症患者和三位已故的腦神經科學家有相似的大腦皮質結構。這三名已故科學家之一，即是腦神經學的先驅諾曼・蓋希文（Norman Geschwind）。

擁有精良晶片的大腦

皮質中的灰質充滿了無數長而纖細的迴路，也就是所謂的微柱。每個微柱都是一大群神經元所組成，形成大腦基本的訊息處理迴路。這些科學家和自閉症患者每平方英吋的皮質內的微柱，數目比一般人多，體積則比一般人小。套用電子學的術語來說，他們的大腦裡有個更精良的「晶片」。

微柱的體積大小，決定了大腦發展的彈性是有利於有效處理社會性訊息，還是有利於處理細節訊息以應付解決問題的複雜過程。大腦可以形成快速有效的處理器，以處理遠端不同區域之間的訊息，或者處理局部區域內的訊息。微柱較小的大腦擁有更多的連結局部性迴路的通路。

處理細節訊息的處理器和應付社會性功能的處理器各有利弊得失。執行社會性功能，譬如解讀臉部表情，需要的是連接額葉皮質和大腦不同部位的長距離通路。每平方英吋內的微柱數量較少但體積較大的大腦，不同區域的白質內布有更大量的長距離通路，不過，這類的大腦在處理充滿細節的視覺、數值或事實性訊息的能力則較差。

正常與異常？

大腦結構是正常或異常，無法截然區分，而且廣泛而言，大腦神經迴路的形式都可稱得上正常。在這項研究裡，只有一位科學家貞的具有亞斯伯格症特質。重度自閉症患者的大腦內，微柱很可能相當迷你，而且數量龐大，又過度擁擠，因而使得功能失常。這很可能是癲癇和感覺過敏的原因之一。

我時常認爲，輕微的亞斯伯格症患者活在從前比活在現今更自在。在從前，設計出某個大教堂但性情古怪的石匠，會因爲作品而受人尊敬。一個喜歡和白老鼠相處更甚於人類的聰明科學家，也許只會被認爲有怪癖，但未必會被貼上社會化功能障礙的標籤。如今，我們的社會就很多方面來說「總是緊密相連」，對人有更多的社會性要求，因此比起從前，缺乏社交能力更被視爲是一種缺陷。

造成自閉症的先天因素和後天因素

二〇〇八年在多倫多日內瓦中心舉行的自閉症研討會，麥克麥斯特斯大學（McMasters University）兒童精神醫學教授薩馬利（Peter Szatmari）發表了一篇清晰易懂的報告，說明了基因在自閉症成因上所扮演的角色。根據薩馬利教授的研究，造成自閉症的基因機制有三大類。

造成自閉症的基因機制

約有百分之七的自閉症是由染色體的重大變異造成的，也就是染色體斷裂或失序混亂所致。這些染色體變異嚴重到在光學顯微鏡下即可觀察出來。

另外百分之三的自閉症，是由很容易診斷出來的重大基因症候群（genetic syndromes）造成的，譬如X染色體脆折症（Fragile X）。剩下的九成的自閉症，則慢慢地被細究出基因碼的複製數變異（copy number variations, CNVs）。基因碼類似於電腦演算碼，只是它不是二元進位，而是由排列在染色體上無數的四位元密碼組所構成。

複製數變異可能來自遺傳，也可能是個體本身產生突變（de novo mutation）所致（不是從父母親遺傳下來的）。基因碼的複製過程會發生小失誤，譬如密碼順序顛倒、多一小節密碼、某一截的密碼發生細微缺失（microdeletions）。這可能是自然發生的，就像把文件掃描進電腦裡偶或會產生錯誤一樣。薩貝等人（Sabet et al.）二〇〇七年在《科學期刊》上發表，隨機性的基因碼複製錯誤，乃父母親均不是自閉症患者，而且家中只有一個孩子是自閉症患者這一類自閉症的原因。約有一成的自閉症是出於這個原因。

在同一場研討會裡，哈佛大學腦神經系的助理教授赫柏特博士（Martha Herbert）在稍後推測，所謂的隨機性複製錯誤，也許是環境汙染損害基因碼所致。她顯示兩張幻燈片，一張是德州的煉油廠和化學工廠，另一張是德州的自閉症案例。兩張圖表一經對照，愈靠近化學工廠的地區，自閉症案例明顯愈多。

關於診斷的新觀點

薩馬利博士指出，百分之十五至二十的自閉症可以由先前描述的基因機制來解釋。細究其餘百分之八十的自閉症成因，將需要對五千名自閉兒進行基因定序（gene sequencing），而且必須把自閉症細分成許多類別。目前已經接受研究的類別有三：⑴認知受損，⑵語言遲緩，⑶異常的非口語示意。將自閉兒如此分類後，特定染色體上的個別複製數變異已經被發現。薩馬利博士推測，自閉症的原因，可能出在控制大腦發展的基因碼排序，而這項排序導致大腦運作的缺失。未來會有更多類別可能被細分出來，將改變我們把自閉症視為單一病症的基本認知，進而認識到，自閉症是由很多病症子群所構成。一旦逐漸探究出每個類別，我們對自閉症的認識將會更提升。

自閉症／亞斯伯格症是正常人格的變異？

我應邀對薩馬利博士的說法提出回應。我從很多科學報告上讀到，複製數變異是經由非常複雜的方式遺傳的，無法簡單地以你在高中所學到的孟德爾遺傳學來解釋。人類性格及變異的主因，說不定可以從複製數變異來解釋。我認為輕微的亞斯伯格症單純是一種性格的變異。

假使造成自閉症的每一個基因碼都被排除，我想，所有的兒童都會是好交際的聒噪小鬼，而且很可能個個腦袋空空。我在一九九五年初版的《星星的孩子：自閉天才的圖像思考》一書裡寫道，具有些許的自閉症特質是一大優勢，具有太多這類特質則是一大殘缺。預防重度自閉症是值得追求的目標，但預防輕微自閉症及亞斯伯格症將是一大錯誤，因爲世上會失去很多讓這世界更有趣的創意人才。

天寶博士的小叮嚀

☆倘若孩子以視覺化方式思考，千萬別遏抑他們腦中的心像。他們的「母語」是心像，而非文字。

〔第九章〕

上大學，找工作

家長要負起最大的責任，確保孩子學會基本能力，好讓他們長大後在社會上自力更生。

成人議題與就業

我以自閉症爲題開始演講，是在一九八六年出版第一本書《*Emergence: Labeled Autistic*》之後。過去數十年來我觀察到，照護重度自閉症兒童及成人的服務措施大幅改善。但很遺憾的，當今有些輕微亞斯伯格症的兒童生活得並不好，尤其是他們邁入青少年和成年之後。何以如此？原因之一是我們傾向於把注意力放在那些最需要幫助的人身上。功能較高、語言能力好而且課業表現往往很不錯的自閉症類患者很容易被忽略，因爲他們不那麼「需要」教育單位的協助。這是謬見，毫無疑問，然而亞斯伯格症患者可以自行「過下去」的這個想法，在教育界裡依然盛行。教育者似乎不了解，這些人普遍缺乏社交技巧，大部分原因來自於沒有人會把社會性思考以及從不同觀點看待事情這種基本能力當成教育內容，因爲這些是一般人在成長過程中會自然發展出來的能力。

學校畢業後該何去何從？

其次，年齡超過公立學校系統上限的自閉症類患者，找不到專爲他們設立的法定機構進修或受訓。一旦這類學生年滿二十一歲，進一步受教或受訓的選項就極爲有限。如果他們沒有順利上大學或就業，很少有機會再接受結構化課程。職能重建所（Vocational Rehabilitation）確實提供了一些日間進修或職業訓練的課程，但品質好的並不多見，而且往往有很多人等著候補。記住！亞斯伯格症是相對來說比較新的病症，隨著昨日的孩童漸漸長成明日的大人，很多服務機構正手忙腳亂地設法提供課程和服務，以關照這個逐漸增加的群體。

社會規範與教養禮節的欠缺

我也注意到自閉症類患者成年後轉入職場之所以困難重重的另一個原因——它對這一群人的影響和缺乏社會援助一樣嚴重。在我看來，這一群人所要面對的挑戰，根源於從小缺乏嚴格的教養，而這情形在當今社會很普遍。在一九五〇年代，所有孩子都要學習社會規範和各種禮儀，而且要「循規蹈矩」。媽媽教小孩要懂禮貌，時時把「請」和「謝謝」掛嘴邊，懂得如何和別的小孩一起玩耍，知道什麼是恰當和不恰當的行爲。那個年代有一套嚴格的行爲規範，脫軌行爲會受到比現在嚴苛的處罰。此外，大多數的媽媽都是全職家庭主婦，她們有更多時間專注於教養孩子的問題。相較之下，現今的家庭結構較鬆散，家庭生活品質也因爲當今社會強調交際應酬的能力而下降。很多家庭都是雙薪家庭。合宜得體的禮節不再像從前那樣被視爲「核心的」教育。社會規範鬆綁了，

「禮貌運動」已經被「尊重個人意見的表達」所取代，不管表達方式是否恰當。我發現，這樣的改變偏向正面的並不多，我內心裡的科學家認爲，這是一股非常強大的勢力，正影響著我們自閉症類疾患的群體。社會規範的變遷（或缺乏），使得大多數的自閉症類患者更難了解周遭的社會氛圍，更難融入其中。很多人進入成年後，甚至缺乏日常生活的基本能力，縱使他們在孩提時屬於高功能那一端也不例外。他們不會做三明治，不會開支票，不會搭乘大衆運輸工具。基本的生活能力被忽略了。原因何在？他們的家庭當然得負起最大的責任。大體而言，父母親沒在孩子成長過程裡花心思教導他們基本的生活能力，使得自閉症類患者在成年後受到的負面衝擊愈來愈大。我在大學時交的一些古怪朋友，在今天說不定會被診斷爲亞斯伯格症，但他們都有一份很好的工作，因爲他們在成長過程裡被教導了基本的社會技能。他們可能依舊很古怪、反常，甚至被認爲是怪胎，但他們都對社會有所貢獻。我認識的一位博士雖然學非所用，但一輩子都有工作，享有完整的健保。

在我從事的肉品產業裡，很多上了年紀的人沒被診斷出有亞斯伯格症，但他們擁有好的職業和優渥的薪水，擔任製圖師、工程師及技師。他們自幼的家庭教育教會他們基本的能力，所以他們懂得如何應對進退，成爲團體的一份子，與他人融洽相處等。而今，我看到同樣聰明絕頂的年輕亞斯伯格症患者被炒魷魚，因爲上班經常遲到，或者不願意做份內的工作。小時候，我被要求要準時上學，而且要自己打點好上學相關的事，我也做到了。達不到父母的要求，後果就是喪失某些權利。母親很懂得利用我在乎的事，讓我學到教訓，乖乖守規矩。在我看來，這些年輕人和成年人表現出來的某些問題——經常目無尊長而且沒做好份內的事——說來是小時候沒學會，在某些情況裡順從是必要的。他們六歲或八歲時沒學會，有時候你必須聽從父母親的要求上教堂或遵守餐桌禮儀。你也許不喜歡這些事，但還是必須去做。

負起家長的責任

有鑒於社會能力和社會期待產生了如此巨大變化，父母親和教育者如何幫助孩子更加做好準備，以便在現今社會裡自力更生？我們要如何幫助擁有充分技能卻待業在家的自閉症和亞斯伯格症成人？從認清必須有所改變開始。我們得要務實地對待他們，務實地看待我們在形塑他們生活上所扮演的角色。我們得著眼於他們的才能，而不是缺陷。家長要負起最大的責任，確保孩子學會基本能力，好讓他們長大後在社會上自力更生。這要求看似嚴苛，但孩子長大後卻連擺餐桌、洗自己的衣物、處理錢財等最基本的事也不會的話，父母是責無旁貸的。我們每個人都要在生活裡做選擇，騰出時間來教有亞斯伯格症的孩子學習自理的能力，這應該是父母的首要選擇才是。孩子的未來危在旦夕——

這可是沒得商量的事。然而卻有愈來愈多的父母親基於某個理由，沒做出這個選擇。

學校裡的生活教育

我們的公立教育系統也負有培育孩童成爲獨立自主的大人的責任。自閉症類學童的需要，不僅在於課業上的學習。他們還需要老師教導他們如何靈活思考、從社會互動的角度思考、了解團體動態並做好準備，以順利邁入成人生活——不論是上大學或就讀職校——習得一般人幾乎是自然而然學會的生活能力。自閉症類患者的教育遠遠超越了從課本上學習，而且絕對不能漏掉「生活教育」這一項。

發展一技之長

家長、教育者和老師必須培養孩童的才能和興趣，並且將這些長才轉化爲其他人所看重、欣賞的技能。我十八歲時，開口閉口都是牛槽。其他人不想聽我一遍又一遍地談論這個話題，不過人們設計出那些牛槽一定是出於非常實際的需要。我生活中的大人把我對牛槽的執迷，轉化爲激勵我努力用功、取得學歷、在肉牛產業發展事業的動力。自閉症類青少年需要學會如何運用才能去完成其他人認爲重要的事。十五歲時，我負責照顧九匹馬，而且做很多木工，譬如姨媽家牧場的大門。那道門原本是手動的，很笨重且不容易操作。未經姨媽的要求，我主動設計並建造了坐在車內拉引繩索即可打開的門。青少年必須學會能夠帶來成就感的工作技能，譬如運用藝術或寫作或音樂天分，完成他人覺得有價值的事情。有寫作天分的青少年可以藉由替教會書寫公告欄或更新教會網頁來磨練寫作能力。有藝術天分的青少年可以替地方上的公司行號繪圖，或到社區活動中心或醫院陪小孩子畫畫。

在本書的第二章裡，談到自閉症和亞斯伯格症患者三種不同的認知方式。**視像式思考者**，譬如我，透過逼眞的圖像來思考，對諸如工業設計、繪圖、攝影、藝術、建築、自動機械和畜牧等工作很拿手。我的代數很差，而且我注意到愈來愈多視像式思考者有類似的問題。很多這類的孩子在學習代數方面有困難，但學習更進階的數學則輕而易舉。他們應該略過代數，直接跳到幾何和三角函數。我從沒學過幾何，因爲代數不及格。

對音樂和數學很在行的是**形態思考者**，通常很善擅長音樂、工程、電腦程式和統計。閱讀往往是他們的罩門。**語文式思考者**喜歡歷史，通常很擅長諸如法務研究、圖書館管理、新聞等需要強大簿記能力的工作。他們在繪畫及視覺技能上則表現得很糟。大多數的兒童都可以歸爲這三類，但有少數例外。有些孩子具有綜合式的學習能力，因此歸爲哪一類都不對。我認識一位女性，她無法歸爲音樂和數學形式的思考，但認知上可以理解音樂，只是又因爲協調力欠佳而無法彈奏樂器。很多模態化思考者可以看出數字之間的關係形式，但是她只能聽出音符之間的關係形式，幾乎沒辦法跟我一樣用逼眞的圖像來思考。她多年來從事電腦程式這一行。

我也要在此強調，如果一位初三生有能力做大學數學，他就應該被鼓勵去學習大學數學。擁有如此高階學術思考能力的人若是被迫和同班同學一起學習「娃兒級數學」，很快就會覺得無聊而變得不配合。教育者該做的，就是把焦點擺在他的強項並使讓他們充分發揮。孩童可能在某一科目表現出小學程度，但另一科目卻是大學程度。自閉症若失去差異性就會淪爲平庸。

「走後門」

多年來我觀察到，一些事業有成的自閉症類患者——一直保有一份好職業的那些人——都會「走後門」。他們的父母或朋友賞識他們的才華，了解他們的學習狀況，從他們的強項切入，傳授有市場潛力的技能，譬如電腦程式設計或自動機械工程。我也曾經「走後門」，靠人居中牽線把我設計的肉牛屠宰設施的草圖呈現給潛在客戶看。我直接找上那些懂得賞識我作品的人商談。假使我透過傳統的方式求職，投履歷給人事室，可能永遠找不到工作。年輕時，我很缺乏職場的社交技巧，此外，個人衛生也不好，而且經常暴跳如雷。人們重視眞正有才華而且展現出能力的人。送上驚人建築模型或優秀作品的年輕建築師肯定會引人注目。雇主喜歡找有才華的人來做事，即使這些人和同儕比起來也許比較欠缺社交能力。才能愈是專精，雇主愈願意通融體諒。不過，若是才能有限，那可就另當別論了。所以說，父母和教育者必須找出孩子的長才加以培養，使之充分發揮。如此一來，孩子將擁有最佳機會在職場上找到立足點，保住一份好的工作，無論社交上要面對何等挑戰。

做有用的事，而非瞎忙

同樣的原則也適用於低功能的自閉症類患者身上。很多成功的就業安置發生在喜歡雇用可靠踏實的人的地區性公司裡。無法口語的人懂得做到別人眞正需要、看重的事，和愚蠢「瞎忙」之間存在差別。有位治療師搞不懂她無法口語的個案在學習擺餐桌時爲何不斷鬧脾氣。他之所以氣得搥桌子是因爲，他一再被要求擺餐具，然後撤走餐具，中間沒有用餐的過程。這位治療師著重於技能的學習而不是功能。比較好的做法是教導孩子從擺餐具、用餐到收拾碗盤來體驗整個過程。每個人都希望自己的努力不會白費，自閉症類患者也不例外。我們都知道，缺乏口語的溝通能力不代表心智功能有問題。就算如此，他們也可以接受訓練，對社會有所貢獻，成爲有用的人。適合無法口語的人的工作包括貨物上架、貨物分類、園藝、造景和工廠生產線。

專心一致，不要一心二用

在自閉光譜上的所有人，從聰明的科學家到搬貨物上架的人，都很難一心二用。假使我在忙碌的餐館裡當收銀員，我不可能一面找錢一面跟顧客說話。即使是今天，我也沒辦法同時進行好幾件事，只能一樣一樣來。比方說，我沒辦法在做早餐的同時，還一面講電話一面洗衣服。

父母、老師和自閉症類患者本身，要經常留意有沒有「走後門」的機會，以尋找更寬廣的求職機會和選擇性。有時候這些機會自己會找上門來，但你卻視而不見。我頭一次進入一間大型肉品工廠，是因爲我認識了那家工廠保險業務員的太太。因爲這個機緣，我才有幸得其（後）門而入。

社區大學提供了各式各樣很棒的職業培訓課程。很多學生在公立學校及社區大學遇到了人生導師。有些父母的孩子很有藝術天分，但無法自力更生，這些父母親到社區大學修習創業課程之後，便自行創業來行銷孩子的藝術品。只要花點巧思，願意突破教育和就業的傳統框架，處處是機會。

求職建言：找到工作並保住工作的竅門

打理儀容

和未來可能的雇主第一次見面，務必把儀容打理得整齊清潔。頭髮要梳整齊，衣著要乾淨。我獲得生平第一份工作時，整個人邋裡邋遢的。所幸老闆賞識我的才能，請他的祕書教我打理門面。但不是人人都有我這樣的好運氣，因此一定要學會自行打理儀容的本事。

自我推銷

我之所以獲得第一份工作，是因爲那家公司的技師對我設計肉牛屠宰設備的能力印象深刻。很多自閉症患者及亞斯伯格症患者在人事部接受面談時都表現得很不理想。你必須先鎖定某個技術人員，把你的作品集直接拿給他們看。在一九七〇年代，我想在肉牛設備設計這個行業求職的期間，經常隨身攜帶我的圖畫集和草圖本。我先從自由接案開始踏入設計這一行，一次接一個小案子。由於我的作品都不錯，人們知道了我的才能，案子便一件接著一件來。從小案子開始做起，慢慢建立口碑，這樣的起步很適合我。

人們看重才能。你必須要有一技之長，譬如電腦程式設計、製圖或會計。技術性的專業有更多就業出路，一般說來很適合自閉症／亞斯伯格症患者的思考方式。把你的電腦程式設計、工程草圖的作品集，或複雜的會計企畫樣本呈現給未來可能的老闆看。這很有幫助。或者從自由接案開始做起。很多地區性公司喜歡聘請兼差的電腦維修人員，每月到公司去維修電腦系統一次。很多以自家當工作室的人，也很喜歡聘請這類電腦維修人員，他們光是做生意通常就已經忙不過來，所以會把電腦維修工作委外出去。這種可以自由接案的工作，對於擁有高超技術的自閉症類患者來說，是再理想不過的了。

可靠

你必須準時上班。這包括在上班時間裡也要準時去開會。老闆欣賞可靠的員工。

工作場所的視覺問題

有些自閉症患者或亞斯伯格症患者難以忍受日光燈。他們可能看得見日光燈的閃光，因而辦公室在他們眼裡猶如迪斯可舞廳。一個簡單的解決方式是，帶一台一百至一百五十瓦的白熱燈泡桌燈置於辦公桌上，如此可以大幅降低日光燈的閃爍。使用平板電腦顯示器或筆記型電腦有時候也可以讓眼睛舒服些。有些人發現，把文本印到淡褐、淡灰、淡藍或其他顏色的粉彩紙上也可以降低對比。

對工作場所的聲音過敏問題

工廠或辦公室裡的噪音和騷動，對於聽覺敏感的人而言可能造成問題。你可以請求把辦公桌換到比較安靜的角落。戴耳機或耳塞也有幫助，不過你得經常戴著。耳塞戴太久可能會讓耳朵更敏感，所以回到家一定要拿下來。

交際

我進入職場後在人際互動上吃過一些苦頭，之後才懂得人與人的相處之道。一些資深工程師設計了一項在我看來錯誤不少的設備。在不知道怎麼做會更好的情況下，我寫了一封信給他們的上司，詳細列出那項設計的錯誤，還說他們「很笨」。結果我這樣的做法並沒有帶來好結果。你就是不能說人家很笨，即使他們真是如此。做好自己的本分，千萬別批評你的上司或同事。

自由接案

這通常是很不錯的工作方式，因爲可以免去很多人際的問題。設計機具設備期間，我一早進公司，埋首於工作，結束當天進度後就下班，無須牽扯到辦公室裡複雜的人際糾葛。網路讓自由接案的工作變得更加容易。如果你遇到一個了解你才能和社交障礙的老闆，自由接案會讓你的工作生涯輕鬆很多。

太優秀

一些自閉症患者或亞斯伯格症患者告訴我，他們和工廠裡的同事處不來，因爲他們在組裝「小機械」的工作方面表現得「太優秀」。同事之間的嫉妒這種事令人匪夷所思，不過這是職場裡常有的事。老闆喜歡工作賣力的員工，但這樣的員工會變成其他人的眼中釘。要是有同事嫉妒你的工作，我發現眞心誇讚他們做的某件工作會對這個問題很有幫助。他們也喜歡自己因爲表現優秀而被欣賞。

避免彼得原理

彼得原理（Peter Principle）指出，企業員工傾向於被拔擢至難以勝任的崗位級別。我聽過好幾個表現優秀的自閉症或亞斯伯格症製圖師、實驗室技師或記者晉升爲管理者之後，因爲處理不來太過複雜的人際情境而遭解職的案例。自閉症或亞斯伯格症患者被拔擢到涉及在人際之間斡旋的工作後，通常會難以勝任而變得格外脆弱。也許客氣地跟上司表達，待在原職位你才能游刃有餘地發揮才能，這才是上策。

與人為善，彬彬有禮

有禮貌又開朗的人在職場的人際互動裡比較吃得開。時時把請和謝謝掛在嘴邊。好的餐桌禮儀也很必要。每天至少要跟同事打招呼一次，積極參加熟稔同事社交圈的閒聊打屁。你不需要和每個同事變成好朋友，不過如果你想打入團體，就需要一定程度的人際互動。

職場政治學

我進入職場後學到最艱辛的一課，包括懂得公司裡有些人其實不求把工作做到最好，而是別有用心。某些人只想往上爬，另一些人只想偷懶，但求不被炒魷魚就好。我學到的另一個原則是，別在上班時討論具有爭議性的話題，性、宗教和政治傾向就屬於這類話題。一旦你跨越這些界線，很容易讓別人找到理由來疏遠或討厭你。你可能會聽到其他職員談論這些話題，那就讓他們去說吧！你聽聽就好。記住，這類的「社交潛規則」

很多，自閉症類患者通常都會遺漏掉。安全的話題包括寵物、運動、電子產品、天氣、嗜好及熱門電視節目和電影。職場政治學不容易搞懂，但你要知道這確實存在。盡量別碰這種事，除非它危及你的工作或影響你的工作表現。

快樂的自閉症類患者擁有滿意的工作或嗜好

在四處參加自閉症會議的過程中，我觀察到，在生活上適應極佳的高功能自閉症患者或亞斯伯格症患者，都擁有一份滿意的工作。可以發揮個人專才的工作，大大提升了個人自尊。反過來說，我見過的這光譜上最不快樂的人，都沒有良好的一技之長在身，也沒有可以與人分享的嗜好。由於成人生活有大量時間花在工作上，擁有滿意工作的人廣泛來說都活得較快樂，也較能應付不同情境，這一點是很合理的。

技能培養快樂人生

我認識幾個自閉症類患者是優秀的電腦工程師。其中一位告訴我，她現在過得很快樂，因爲她和「同類」的人爲伍。在某次開會中，我遇見一對父子。那位父親從兒子小四開始教他寫電腦程式，如今這個兒子在電腦公司上班。很多自閉症／亞斯伯格症患者很適合發展這一類專長。父母和老師應該開發、培養孩子這方面的才能。

幾年前我到日本觀摩自閉症教育課程。我遇見了很多高功能自閉症患者，每一個都有好職業。有人從事技術及法律文件的翻譯，有人擔任職能治療師，還有好幾位是電腦程式設計師。有位不那麼屬於高功能的人則是麵包師傅。我注意到，日本的教育著重於培養技能。那些自閉症患者／亞斯伯格症患者受惠於這個教育方式，而且一輩子受用不盡。

分享嗜好甚過同病相憐

可以和其他人分享的嗜好，也是建立自尊的一大助力。我讀過一個案例，有個女人因為工作沒前途而過得不開心。在她發現這世上有人和她有一樣的嗜好之後，生活從此改觀。在閒暇時，她養一些可愛的雞。透過網路，她跟其他養雞者交流意見。因為有機會進一步探索她的嗜好，她過得比以前更快樂，儘管她還持續做那份沒有前途的工作。我認為，透過網路和其他愛好者溝通聯繫，比和其他自閉症類患者在網路聊天室裡互吐苦水同病相憐還更有建設性。後者對誰都沒好處。

父母和老師在教導自閉症或亞斯伯格症孩童時，必須以開發他們的長才為優先。這些才能可以發展成就業的職能和嗜好，提供他們和他人分享的機會，生活也會因此更快樂、滿足。

圈內？圈外？自閉症／亞斯伯格症文化

在自閉症／亞斯伯格症社群裡經常討論的一個話題是，自閉症／亞斯伯格症患者必須要適應「正常」世界到哪個程度？我的看法是，你還是可以做你自己，但是行爲上也要有一些改變。幾年前，首創「自閉症」一詞的肯納博士（Leo Kanner）指出，在社會上適應得最好的人都是了解自己的人，而且他們知道自己的行爲多少需要有所改變。

整潔儀容的重要性

我也有同感。一九七四年，我受雇於飼牛場營造公司。我的老闆淸楚告訴我，我需要改善服裝儀容。當時我總是穿得很邋遢，很少花心思打理儀容。在老闆幾位祕書的協助下，我學會穿著整潔，並經常保持個人衛生。在 HBO 拍攝關於我的傳記電影裡，片中老闆把一罐體香膏扔到我面前說：「妳臭死了。」這眞實發生在我身上，當時我氣得跳腳。而今我很感謝那位老闆，他迫使我去改變，讓我比較可以被社會接受。對我來說，這是一種邏輯推理，遵循若／則的電腦碼運算序列。若我想要這份工作，則必須改變某些行爲。於是我照辦。

即便是今天，我的穿著仍然和一般人不一樣。我喜歡穿西部牛仔裝，這是我表述自己的方式。這樣的穿著大家可以接受，但骯髒邋遢則不然。

我認爲特立獨行並不成問題。很多領域裡的佼佼者都是特立獨行的怪咖。矽谷就充滿了外表和行徑與衆不同但絕頂聰明的人，就像電視影集「宅男行不行」（*The Big Bang Theory*）裡的超級天才宅男謝爾登（Sheldon）。（如果你沒看過這影集，趕快去看。四名主角都有各方面的人際社交問題，這影集是討論自閉症類患者社交難題和解決之道的好教材。）很多超級怪咖很可能有輕微的自閉症。只要你有過人之處，古怪之處通常會被人忽略或包容。不過如果你是平庸之輩，那可就不是這麼回事了。有一次我和一位喜歡穿螢光色透明塑膠材質衣服的亞斯伯格症女子聊天。老闆對她的穿著很不以爲然。她告訴我，這樣的穿著是她的個人風格。我了解她想要保有個體性，但我還是提醒她，那樣的穿著參加派對沒問題，不過穿去上班則不得體。如果她不讓步，飯碗可能不保。我建議她穿同事比較能接受、風格收斂一點的衣服，譬如穿傳統的洋裝，點綴螢光色的配件，比如腰帶、皮包或耳環。

技術人員 vs. 西裝革履的人：企業界

在企業界，諸如電腦程式設計師和工程師等技術人員，和經理人之間經常產生摩擦。

技術人員往往稱呼經理是「穿西裝的」（我們不會當著他們的面這麼說）。很多大公司裡的技術人員具有輕微的自閉症或亞斯伯格症特質。對他們來說，技術性的事情很有趣，交際應酬則很無趣。我人生中最美好的時光，有部分是和其他工程師及技術人員討論如何建造肉品工廠。這些技術人員是我的社交圈。我們有相同的人格和行為特質，這使得我們在討論事情時比較容易產生共識，而且更能彼此理解。（我們一起嘲笑大多數「穿西裝的」連做個紙袋也不會時眞的很好玩。）

每個科技業的大公司裡，都有一個由不諳人情世故的人構成，但卻能讓公司繼續營運下去的部門。即使是銀行也有一些純粹的技術人員，負責處理會計、修理自動提款機和維修電腦。電腦怪胎、天才宅男、亞斯伯格症或高功能自閉症之間，無法截然地加以區分。技術人員和穿西裝的之間也總會產生摩擦。穿西裝的多半是長袖善舞八面玲瓏、努力往上爬到經理階層的人。然而少了技術人員，他們沒產品可賣，也沒生意可做。

別要求他們改頭換面

父母、老師以及和自閉症／亞斯伯格症患者有關的人必須了解到，你不可能要求不善交際的人改頭換面，變成善於交際的人。重點應該擺在教導他們適應周遭的社會，同時保有自己的本性，包括原本的自閉症／亞斯伯格症特質。學會社交技巧很重要，但我不可能違反本性。教授社交技巧的方法，譬如「葛蕾氏社會性故事」（Carol Gray's Social Stories），對學齡兒童很重要，應該在低年級時就開始教。不過，擴大自閉症／亞斯伯格症青少年和成人社交圈，則需要不同的做法。最好著眼於他們的才能而非缺陷，找出有創意的方法來突顯他們的強項，好讓他們更融入社交情境。有些智力超群但拙於與人交往的青少年，有必要結束高中課堂裡的折磨，到社區大學修進階課程。如此一來，他們能夠和各領域裡智力相當的同儕切磋，譬如電腦程式設計、電子工程、會計、繪圖等。最近我看到某社區大學的簡介，發現他們開了許多特殊有趣的技術課程，要是我高中時能在這樣的大學修課想必棒透了。

有些自閉症／亞斯伯格患者比較死腦筋，以全有或全無的方式來看待某個行爲。當被要求或期待要改變某個行爲時，他們會以爲要徹底根除它。在大多數的情況裡，我們都不需要這麼做。我們比較需要去調整某項行爲，了解在哪些時機和場合下，該行爲是合宜或不合宜的。比方說，在我自己家中，當沒有別人在場時，我依然可以穿得很邋遢（一般人多半也跟我一樣）。找到折衷方法，好讓我們保有本性之餘，依然符合某些未言明的社會規則（包括職場規則在內），是我們要好好下工夫的地方。

上大學：給自閉症／亞斯伯格症患者的幾個竅門

上大學這件事，可能會讓自閉症和亞斯伯格症患者緊張不安。在國高中時期接受父母及師長提供大量協助的人，尤其會覺得這個轉換過程格外艱辛。我將在此分享我的大學經驗。

捉弄

念高中時我常被同學捉弄，上學變成是折磨。青少年超愛社交聯誼，我實在搞不懂他們。我認為某些具有大學程度學科能力的自閉症患者或亞斯伯格症患者，應該趁早脫離艱苦的高中生活，到社區大學或一般大學修課。家長往往會問到大學的年齡限制。我很早以前就學會，別管這個問題，儘管註冊上課去。

家教和良師

我在高中時遇見了一位很棒的理科老師。當同學的捉弄行徑讓我受不了，我就會到克拉克老師的實驗室去做理科作業。上大學後，他依然經常給我很多協助。在高中和大學時期有這樣的良師指引是我的福氣。我和很多高中被當掉好幾科，最後不得不退學的學生談過，他們之所以落得如此下場，是因為課業上發生困難時沒有即時尋求老師協助。一有學習困難的跡象就要找人幫忙。我上數學和法文課時感到很吃力，我總會找人幫我補習。我不允許自己不及格。

學科能力不平均

很多自閉症類患者的學科能力不平均，在某些科目上表現優異，在某些科目上表現很差。也許某些科目需要找家教補習。選修少一點的課程也是方法之一。

大學住宿

上大學後我在住宿方面的第一項功課，就是和另外兩位室友同住。那簡直是災難一場。我晚上睡不著，而且不得安寧。於是我搬到另一個房間和另一位室友住。這樣的安排好多了。後來我和好幾位室友成了好朋友。自閉症或亞斯伯格症患者需要安靜的住宿環境。我會建議在註册之前先到校園看一看，好讓這個轉換過程容易一些。

大學社團

我在好幾個可以發揮我專長的社團裡很活躍。人們賞識才能，拿手的長才可以彌補你身上的怪異之處。學校舉辦音樂季期間，很多布景就是出自我手。我也替滑雪社團和社會事務委員會製作招牌和海報。

上課的撇步

我一向都坐第一排，這樣老師講課我才聽得清楚。粗重子音有時令我聽得很吃力。下課後我會重新整理筆記，好把內容融會貫通。日光燈不會令我困擾，但有很多自閉症患者或亞斯伯格症患者受不了日光燈，因爲教室會忽明忽暗地像迪斯可舞廳，使得聽講過程更爲吃力。有些學生發現，在桌椅旁放一具老式白熱燈泡的檯燈，可以降低日光燈的閃爍。戴帽舌長的棒球帽可以遮擋天花板的日光燈。把講課內容錄下來，稍後找一個沒有干擾的空間重聽也是個好方法。

對某些自閉症類疾患的學生來說，小型學院和小班上課也許是比較好的選擇。我念的就是小型學院，小班上課。那眞是好處多多，因爲我更有機會可以接觸老師，而且排除了上百位學生齊聚一堂大班教學的感覺劇烈刺激。對某些學生來說，在社區大學把頭兩年的課修完可以減緩大學生涯的衝擊，避免應付不來而輟學或退學。

課堂上的行為

學生進入課堂內要表現出「受到期待」的行爲。這些「不成文的規定」，你往往不會在上大學前學到。課堂上的兩大禁忌是，占用老師的上課時間以及干擾上課的進行。比方說，我規定自己每堂課最多只能問兩個問題。我知道很多自閉症類疾患的學生會沒完沒了地提出一連串問題，占用老師上課時間，或在別的同學發言時插嘴並提出挑釁觀點，這些都是很不恰當的行爲。其他包括在別人必須要專心時（譬如考試中）發出過多的噪音、在課堂上講手機、在課堂上聽音樂等。不知道這些潛規則的自閉症類患者可以尋求老師或同學協助。千萬別以爲你天生就知道這些規則。

打理儀容的技巧

你要學會不要邋裡邋遢。最好是在上大學前就養成良好的衛生習慣。很多打理儀容的活動，譬如刮鬍子，會造成感覺上的不舒服。這時就要試用各種刮鬍器具，找到可以忍受的款式。使用無香味、低過敏源的體香膏和化妝品通常比較舒服。

主修的選擇

我觀察到的一個問題是，自閉症患者完成大學學業卻找不到工作。找一個將來有就業出路的領域當主修是很重要的。一些好的主修包括工業設計（我就是念這個）、建築、平面藝術、電腦工程、統計、會計、圖書館管理和特殊教育。就讀社區大學的人可以修建築製圖、電腦程式設計或商用藝術等課程。練就好你的特長。人們看重專長。

從大學進入職場

自閉症類患者在大學畢業前應該在所選定的領域裡兼差打工，慢慢從校園轉換到職場，這過程將會容易些。暑假時也不妨在相關領域裡實習，就算是當義工也好。大學時我在姨媽家的牧場、某研究實驗室以及自閉兒的暑修班打工。我看過太多很優秀的年輕人大學畢業後一直找不到工作。缺乏這些打工經驗使他們在就業時困難重重。他們沒有置身處於工作環境的經驗，沒做過他人交辦的事，沒與他人共事過，沒有所需的人際技巧或管理個人時間及工作量的經驗等。

尋找人生導師和合適的大學

多年來很多人問我：「妳是怎麼找到那些幫妳一把的人生導師？」我之所以能夠成爲今日的我並擁有專業，人生導師確實扮演很重要的角色。他們就像關鍵的催化劑，讓自閉症類兒童或少年開竅，學會爲將來職業生涯鋪路的研究技巧。

良師的啟發

人生導師會被才能吸引。很多人喜歡得英才而教之。藝術、數學或寫作的作品集會吸引潛在的良師。有時候你會在最意想不到的地方覓得良師。他可能是和你一同在教堂唱詩班唱歌的退休工程師，或辦公室裡的同事。在我高中讀得很不好的那段時間，理科老師克拉克先生拉了我一把，把我的興趣導向科學。我們的師生關係始於出人意料的狀況。別的老師問克拉克先生願不願意和我聊聊，因爲我經常說一些有關生命意義的「瘋話」。他跟我解釋，別的老師也有許多奇怪的想法，就像一些知名哲學家的想法也很奇怪。他給我休姆（David Hume）和其他哲學家所著的書，挑起我學習的胃口。挑起我的興趣後，他的下一步是激勵我改善課堂表現。他告訴我：「如果妳想知道妳的擠壓機爲什麼會有鎮定的效果，就必須成爲科學家去好好研究它。」接著他帶我到大型圖書館，了解眞正的科學家如何從期刊論文去探究。我閱讀一篇又一篇關於感覺知覺的論文。他教我上圖書館找資料的技巧，也幫助我後來轉換到從網路上找資料。這是一個好例子，幫助我從執迷的事物切入，因而激發我讀書的興趣。

父母和老師要時時留意可能的良師。很多退休的人很樂意教導高中學生。很多自閉症類患者就是在退休的人的指點下，展開成功的技師生涯。這些良師的技能是否老舊並不重要，畢竟良師所做的，是激起學生的學習動力。學習諸如平面設計或電腦程式設計等技巧，是需要一套訓練的。一旦良師激起學生的學習動力，自閉症類患者會自行上書店或上網買工具書來學習這些現代技術。我發現大多數自閉症類疾患少年需要有人正式地教導他們一套入門方法，而在學習良好的讀書習慣、蒐集資料的方式和其他相關的執行技巧，譬如時間管理和團體作業的策略等方面，更是如此。

找到適合的大學

常常有人問我該怎麼幫助自閉症類患者找到一所好大學。這問題沒有一個快速簡易的答案。我念的是一所小學校：新罕布夏州的法蘭克林皮爾斯學院。母親跟院長晤談過，他們很樂意收我這個學生。美國有很多兩年制和四年制的學院。就我大一、大二這兩年來說，小學校是很理想的學習環境，因爲可以免去大班上課帶給我的負擔。最好的做法是挑幾間「適合」個人需求的學校，然後看看校方有沒有哪個人願意提供協助。

近來我在大大小小的學院有很多演講。有間學校另設了一個部門來協助有殘疾的學生，還有一間小學校強調在生態學和永續農業的實作學習。以自閉式思維爲訴求的學習環境並不少見，然而你需要在社區學院或四年制學院裡找到某位教授或諮商人員，請他們幫忙入學事宜。把孩子的作品寄給某教授不失爲方法之一。有個亞斯伯格症女孩就是把自己的詩作寄給英文系教授，因而進入一流學府。你需要找「後門」——找一位欣賞孩子作品的教授來大力推薦。

要找到合適的學校，可以先從網路上搜尋。鍵入「俄亥俄州的大學」、「奧勒岡州的大學」、「阿拉巴馬州的大學」。每一州的大學數目之多，令我訝異。每個學校都設有網頁，每個系所也有各自的網頁，通常會列出師資陣容。當年我念伊利諾大學，就是對某位教授的研究很感興趣，我之前在期刊上讀過他的論文。下一步就是拜訪學校，跟兩位教授談談我的興趣。他們錄取我進入研究所就讀，即使我在標準化測驗的分數並不理想，但是他們對我的研究計畫很感興趣。我在養殖場發展出來的設計設備才能，爲我大大加分。發揮創意，加上找到進大學的「後門」，兩者加成起來可讓孩子的勝算大增。優秀的作品集或有意思的研究計畫也是關鍵。起步永遠不嫌晚，現在就點滑鼠開始動手吧！

對自閉症類疾患學生的合理調整

我最近收到一位正在攻讀博士的自閉症女子寄來的電子郵件。她受到我的人生經歷啓發，決定拋開「殘缺的心態」，不讓自閉症擋住成功之路。我愈來愈擔心年輕學子以高功能自閉症或亞斯伯格症當藉口，拒絕學習成長。我母親定下行爲標準，堅持我要學會良好的餐桌禮儀、耐心地輪流玩遊戲、不能有粗魯行徑。教孩子重要的社交技巧永遠不嫌晚，不管孩子是二歲、十二歲還是二十歲。

通融調整需適度

在我看來，有些學生要求校方進行的調整配合，不僅荒謬可笑，而且讓殘缺的心態更加坐大。有位學生要求某大學的輔導中心介入，阻止某位學生在超過兩百名學生的大班級上課時用手機傳簡訊。她只要換座位，遠離那些按鍵聲響，即可解決這個問題。沒人教她如何先找到簡單的解決方法。

愈來愈多的大學教授向我抱怨，學生會干擾上課的進行，並沒完沒了地提問占用上課時間。我上大學後，規定自己每堂課最多問兩個問題，因爲克拉克老師是這麼規定的，他解釋這個規定是要讓每個學生都有機會發問。這個原則和玩棋盤遊戲或撲克牌時要輪流的道理是相通的。

話說回來，校方也會爲自閉症類患者做一些合理的調整，依狀況予以通融。學生所需要的調整包括：

●在非日光燈照明的教室內考試。我有一位識字困難（dyslexic）的學生，只要在日光燈照明的空間裡，腦袋就會「整個空掉」而無法思考。

- 額外增加考試時間。
- 安靜的自修室；有些學生可能需要單人房宿舍。
- 某些科目需要課外輔導。
- 每學期減少修課量，把修業時間延長一年。

在我任教的大學裡，愈來愈多學生要求在諮商中心的隱密空間考試。這要求給教授帶來很大的麻煩，因爲如此一來，考試卷題目就會流出。身爲教授，這實在非我所樂見。我都把考題寫在黑板上，以防止學生收集考古題來做考前猜題。我提供給這些學生的合理調整，是允許他們在系上的會議室考試。那間會議室有窗戶，採光良好，所以考試時可以把日光燈關掉。學生應該學會視特定狀況要求特定調整，而不是提出全面性的要求，譬如不管大考小考都要求在諮商中心裡考試。

我也跟好幾位負責自閉症類疾患學生的就業發展教授談過。他們和我有同樣的憂慮。有位教授告訴我，在某間學院裡，亞斯伯格症學生該做的作業比一般學生少。我該做的指定作業從沒比別人少。比較好的做法是每學期的修課量減輕，同時把修業時間延長一年。這對很多亞斯伯格症學生來說幫助很大。

避免過度自我揭露

自閉症類患者畢業後踏入社會就業，別徹底透露自己的病往往才是上策。這一點對聰明絕頂但卻對人情世故一竅不通的亞斯伯格症孩子來說格外重要。一位才華洋溢，在大學任教多年的教授寫電子郵件給我。他告訴上司自己是個亞斯伯格症患者之後就丟了飯碗。這是一種歧視，大錯特錯。他並未要求特殊待遇，透露自己的病反而讓公然的歧視大行其道。別透露自己的病，改以要求特定的調整是比較行得通的，譬如把辦公室隔間安排在窗邊以避免日光燈照射。其他的問題和解決辦法有：

- 記不住一長串的口語指示。請上司用電郵下達指示。
- 很難一心二用。可能的話避開這類任務，或者坦白跟上司說：「我沒辦法一心二用。」讓上司知道你不需一心二用時，有哪些拿手的事。
- 需要明確的工作目標。學會提出大量的問題。我是踏入設計這一行時學會這一點的。爲了要設計出特定用途的設備，我會詳細詢問客戶屠宰肉牛過程的每個細節。

話說回來，我從不問客戶對該設計有什麼想法，因爲這是我份內的事。

我很擔心有些自閉症類患者懷有「殘缺的心態」，怪罪自閉症類疾患讓他們沒有能力做某些事。或者他們拿自閉症類疾患當作藉口，渾渾噩噩度日。抱持這樣的態度肯定會一事無成。在內心深處，他們自覺「不如」別人——這想法錯得離譜。他們也許和他人不同，但絕不是「不如」別人。這社會願意伸出援手，為這些人做出合理的調整，幫他們度過難關。別讓自閉症成為你不願意下苦功、沒有勇氣為自己開創一片天地的藉口。

我家那位自閉症少年可以開車嗎？

很多父母親問我，自閉症患者有沒有能力開車。我十八歲就開始開車。我在姨媽家牧場的泥土地上學會的。一整個夏天，我每天開著她那輛舊卡車到四點八公里外收郵件然後折返。那卡車必須以手動排檔，只要離合器沒踩得剛剛好就會熄火。由於離合器不容易控制，前幾個禮拜，姨媽坐駕駛座操控離合器，我則坐她旁邊掌控方向盤。我學會掌控方向盤後，花了好幾個禮拜才把離合器摸熟。安姨媽確認我完全可以自行操控方向盤、煞車和換擋之後，才讓我開卡車上有車輛行駛的馬路。

多點時間，自閉症患者也能學會開車

就開車這件事，一般少年和自閉症少年最大的差別在於，後者需要更多時間來精熟開車所有相關技巧，而且學習這些技巧時要一步一步慢慢來。比方說。我可以自在地在慢速車流中行駛之後再開上公路。在牧場裡安全的泥土路上練了好幾個月，我才學會安

全上路。

學習譬如開車等這類動作技能時，大家必須仔細考慮到相關的每個步驟，譬如操控方向盤或離合器。學習動作技能時，大腦的額葉皮質非常活躍。諸如開車這類的技能一旦學會，就不需要再思考相關的程序步驟，開車變成自動化的反應，不需刻意思考。這時，額葉皮質不再活躍，改由運動皮質（motor cortex）接手，此後該技能會在下意識中執行。

我會建議，等到你兒子或女兒操控車子的技術精熟到進入「動作自動化」階段時，才准許他們開上馬路或公路。進入這個階段後，開車所需的一心兩用狀況才算解除，因此額葉皮質才能夠專注於路況，而不是操控車子本身。

先學會其他交通工具

假使孩子可以安全地騎腳踏車，確實遵守交通規則，那麼讓他／她開車應該不成問題。我十歲起就騎著腳踏車四處逛，而且會遵守交通規則。同樣的，學會開車之前，孩子必須已經會騎腳踏車、高爾夫球車、三輪車、電動輪椅或玩具車。有興趣教孩子開車的父母，可以在孩子還小的時候就先行計畫，讓他們先精熟操縱其他交通工具的技能。

其他的要素

另一個要考慮的重要問題，是孩子心智的成熟度。他有沒有開車所需的夠成熟的判斷力?他能不能謹慎遵守交通規則?遇到壓力他會怎麼反應?如果孩子已經準備好要學開車，那麼這些因素就要按個別狀況加以評估。我會建議，給自閉症類患者多一點時間來學習操控車子的基本技巧以及和開車相關的個人能力。等到每一種技能都很熟練，而且統整得順暢自如，他們就可以逐步地開上路，從車流量少的馬路，到車流量大的馬路，乃至於高速公路、需要頻頻煞車的路，或可能出現各種狀況的路（譬如，很多兒童出沒的街坊、商家密集，車輛經常出入停車格的地段）。最後，除非孩子白天開車時能夠面面俱到、應付自如，否則應該避免在夜間開車。

我認為，父母親與其思考「我的孩子能不能開車?」，不如思考「我的孩子準備好可以開車了嗎?」開車的技能可以拆解成容易操作的一連串小步驟來教導。動作技能是可以教的，只要勤加練習，也是學得來的。不過，開車是很嚴肅的事，不光是學會技巧而已。每位父母必須斟酌孩子是否具有開車所需的成熟心智和良好的判斷力。就這一點來說，自閉症類患者的父母要花的心思，無異於一般孩子的父母。

《華爾街日報》的「社會性故事」

很多自閉症／亞斯伯格症患者找得到工作，困難之處往往是保不住它。在自閉症領域工作的人對「葛蕾氏社會性故事」都不陌生。該方法已證實能夠有效幫助自閉症／亞斯伯格症患者更加了解他們周遭的社會情境。然而，目前卻有一股迫切的需求存在，那就是爲進入職場的自閉症患者發展「社會性故事」。

引以為鑑

《華爾街日報》刊載了許多切中核心又具有教育意義的文章，讓雇主和員工了解工作場合裡的社會動態。這些文章不時談到如何找到工作並保住工作的良好建言，並對人們在職場裡每天會遇到的情境，從應付惡劣的上司到性騷擾等，提供有用的資訊。他們也談到什麼情況下應該越級報告以及可能造成的後果。從閱讀這些文章，亞斯伯格症患者可以學到，即使是「正常」人，工作也會遇到問題，也會有上班的壓力，而且要設法解決。閱讀這些文章多少可以緩和在工作場合經驗到的緊張。

我記得最近有篇文章談到辦公室八卦和合宜的談話。適合在家裡暢談的事不見得適合在辦公室裡談。安全的話題包括運動、最近的電影、電腦和嗜好。會讓你惹上麻煩的話題包括性、他人的身體狀況、政治和宗教。

焦點人物

該日報也包含了很多與經營小生意和鎖定「小眾市場」的獨特商業相關文章。頭版頭條通常是焦點人物報導。某天的焦點人物是一位利用各種彩色沖印機試驗相片明暗濃淡的創業者。他在不同的濕度和光線強度下沖印彩色照片，並將結果加以對照。文中他提到，看見色彩的圖樣產生明暗濃淡變化令他「振奮」，而且很多沖印公司找他合作。從他的言談看來，他似乎有輕微的亞斯伯格症狀。

隨著愈來愈多人被診斷爲高功能自閉症／亞斯伯格症，輔導諮商人員——尤其應該——意識到這個群體的人的微型創業機會，這變得愈來愈重要。諮商員在引導自閉症類疾患學生選擇職業時，往往有很大的影響力。比較不會被解雇的理想工作包括自動機械工程、在當地的建築事務所繪圖、在小家建設公司當會計。就像我之前提過的，家長和專業人員發掘、培養自閉症／亞斯伯格症青少年有就業潛力的特殊專長很重要。

閱讀《華爾街日報》的文章讓我受惠良多，我因而更了解職場動態、社交／辦公室禮儀乃至於更籠統的話題，譬如「辦公室政治」。我鄭重建議諮商員和高功能自閉症／

亞斯伯格者訂閱《華爾街日報》，並留意這些寶貴的訊息。

創新思維：為亞斯伯格症類患者成功的職業生涯鋪路

托爾基・左尼（Thorkil Sonne），這位有個亞斯伯格症兒的父親，在丹麥成立了名叫史培修里斯坦（Specialisterne）的軟體測試公司，雇用亞斯伯格症患者來測試新的電腦軟體。他們的職責是對新軟體進行偵錯，該公司的客戶包括了驗證數位簽名的克里托麥希克（Cryptomathic）公司以及歐洲主要的電話公司 Case TDC。測試新軟體對亞斯伯格症患者來說是很理想的工作，因爲一位好的測試者所需要的特質，正是亞斯伯格症患者與生具有的某些才能。亞斯伯格症患者記憶力驚人，專注於細節，堅持不懈、全神貫注，而且熱愛結構性事物。

創造員工與客戶的雙贏

左尼先生創造了一個對員工和公司客戶來說都可謂是雙贏的創新環境。由於所有的員工都有某種程度的亞斯伯格症，因此在史培修里斯坦公司上班的壓力大幅降低。爲了進一步避免每天的壓力和焦慮，工作時程表都事先擬定。所有的任務都有明確定義的目標，而且事先達到共識。史培修里斯坦雇用並訓練合格的亞斯伯格症應徵者。左尼先生運用樂高機器人（Lego Mindstorms Programmable robots）當測試工具，如此一來，應徵者可以藉由機器人來展現撰寫程式的能力，無須透過正式的面談過程。

有兩件事史培修里斯坦公司絕不容忍：因憤怒而毀損設備或毆打他人，以及經常說長道短，在同事之間挑撥離間、惹是生非。相對地，公司方面則提供一個把感覺干擾降至最低的工作環境，好讓員工無須應付棘手的上司和複雜的社會情境。

如今，史培修里斯坦在歐洲有三個分部，雇用了五十多名員工，其中有四分之三是自閉症類患者。

提供特別訓練的組織

設立於英國林肯郡（Lincolshire）的AS-IT，則是另一家爲亞斯伯格症患者和高功能自閉症患者提供協助的組織，這間公司培訓這些人，讓他們得以在大公司的資訊科技部門謀職。AS-IT的「一對一訓練」架構，有助於避免亞斯伯格症員工和上司之間可能產生的問題。當AS-IT的受訓者被某家公司雇用後，他還是需要和AS-IT保持聯繫，在工作的過渡期間獲得所需的協助。由於公司知道他們將雇用的員工有亞斯伯格症，再加上AS-IT持續提升該公司對自閉症類疾患及亞斯伯格症的認識，因此，起因於社會情境的誤解，及可能導致亞斯伯格症患者遭解雇的情況，得以預先避免。

多年來我觀察到，表現優秀而且長期任職的亞斯伯格症員工遭解雇的兩大原因是：換了一個無法將心比心的新上司，以及亞斯伯格症患者被升遷到涉及複雜社交技巧和人際互動的職位。他在原本的技術性職位上可能表現得很傑出，譬如擔任製圖師、工程師或程式設計師，但是一被拔擢到管理階層便出了差錯。雇主必須有所認知，晉升到管理職位對亞斯伯格症和很多技術性人才來說不是最好的生涯發展。

這兩家公司都運用了創新思維，設計出能讓亞斯伯格症患者發揮長才的工作環境。亞斯伯格症患者從中獲得了發展職業生涯所需的支持，企業則找到了能使商務蓬勃發展的優秀人才。當一般人的思維開始跳脫出既有框限，重視亞斯伯格症患者能付出的正面貢獻，就能開創出如此的雙贏局面。

自閉症基因和天才只有一線之隔

我們的社會依然傾向於以負面角度來看待失能的人。我們也許會使用政治正確的語言，說這些人「接受挑戰（challenged）」或者「有不同的能力（differently-abled）」，然而不變的事實依舊是，一般而言我們還是把焦點放在他們的缺陷上，很容易忽略這些人的正面特質。自閉症患者和亞斯伯格症患者也受到同樣的對待。假使自閉症的基因從人類身上剔除掉，我們恐怕要付出慘痛代價。在我看來，導致自閉症的基因，和創造出愛因斯坦或莫札特的基因，很可能是一樣的——只是基因表現的程度不同。少許的基因，能創造出超凡絕倫的腦袋，過多的基因，卻會導致無法口語，而且必須面對更多挑戰的重度自閉兒。

孤僻的愛因斯坦

假使愛因斯坦生在今天，可能會被診斷爲自閉症。他直到三歲才會說話，七歲之前一直強迫性地重複說著某些句子，而且經常花好幾個鐘頭用紙牌蓋房子。他大半輩子社交能力都不好，他形容自己很孤僻：

「我熱烈的社會正義感和社會責任感，和我顯然缺乏與其他人及人類社群直接接觸的需求，向來形成古怪的對比。我骨子裡是很孤僻的，我從不會全心地歸屬於我的國家、我的朋友，甚至我的直系家庭……」

其他很多傑出的歷史人物，譬如牛頓、傑弗遜總統、蘇格拉底、路易士•卡洛爾（Lewis Carroll，譯按：《愛麗絲夢遊仙境》的作者）、鋼琴家格蘭•顧爾德（Glenn Gould）以及畫家安迪•沃荷（Andy Warhol），如今都被臆測爲屬於自閉症類疾患光譜上的人。

自閉症患者與天才的基因

坊間有很多書籍描述患有自閉症／亞斯伯格症的名人科學家、音樂家和藝術家。在二〇〇七年出版的《天才基因：亞斯伯格症如何改變世界》（*Genius Genes: How Asperger Talents Changed the World*）一書裡，都柏林三一學院的精神醫學教授邁可・費滋傑羅（Michael Fitzgerald）在比對了一千六百餘人身上與他從名人傳記中已知細節所診斷出來的特質之後，得出一個結論，自閉症類疾患、創意和天才都是由相同基因所造成的。我也持相同看法：輕微的亞斯伯格症症狀和特立獨行是同一碼事，自閉症類患者的正面特質——著眼於細節的思考方式、堅定的專注力、執迷於某些主題——正是天才思維產生和改變世界的大發現其背後的動因。

英國劍橋大學的研究者拜倫可漢發現，在自閉兒的家族裡，父母親以及／或者近親當中擔任工程師和其他技術性專業的人，明顯多上許多。在我家裡，外公畢業於麻省理工學院，也是飛機自動駕駛系統的發明人之一。

診斷可能妨礙發展？

聰明絕頂但不諳社交的人、很宅和特立獨行的怪胎一直不變地存在於這世上，會變的是這世界本身，以及我們對世人的期待。我從事技術性領域，和很多工程師及明顯表現出亞斯伯格症狀的其他技術性人員共事過。這些人目前大半都已經四、五、六十歲，但從未被診斷過。他們成長於社會規範被嚴格界定，並謹慎教導的年代。這些較爲嚴苛的教養過程確實幫助這些人，得以習得活在世上所需的社會技巧。當中很多人事業有成，長期擁有穩定的好工作。我認識的一位亞斯伯格症肉品工廠工程師，還掌管數百萬元營收的工廠呢！

我擔心當今的亞斯伯格症診斷可能不利於某些人而且妨礙他們發展。隨著工作機會愈來愈少，競爭愈來愈激烈，個人的社交能力如今已被認爲和技術性技巧或智力能力同等重要。輕微的亞斯伯格症患者當中的佼佼者在矽谷之類的地方工作，在那裡，卓越的才能勝過一切。這些人的父母往往也在高科技業工作，因此在孩子成長過程中，會更加強教導孩子電腦程式設計及其他技術性技能，而不是擔心孩子是否交女朋友或男朋友，或者經常流連於學校舞會。

亞斯伯格症，抑或資優生？

我常在以不同診斷類別爲主題的研討會上演講，諸如自閉兒、資優生及識字困難。縱使診斷很難刀切豆腐般的畫分精確，每個診斷群體還是活在各自的世界裡。在書店裡，出現在自閉症類書架上的書，很少會同時出現在資優生類的書架，反之亦然。談論這些人的書也許各自不同，然而我看見聰明的亞斯伯格症孩童出現在自閉兒研討會裡，也出現在資優生研討會上。出現在資優生研討會的亞斯伯格症兒童在校表現優異，在自閉症研討會出現的亞斯伯格症兒童則可能接受很糟糕的特教課程，覺得上課無聊而且經常惹麻煩，這是因爲大人對他的能力表現期待不高。很遺憾的，在某些案例裡，家長老師被孩童身上的標籤所框限，以低標準來教導孩童，甚至對孩子是否具有更高的能力毫無好奇心。這種情況最可能發生在被貼上亞斯伯格症標籤的孩童身上，而不是發展落後的資優生身上。

父母和老師應該把目光放在孩子身上，而不是孩子身上的標籤，並切記，致使孩子有亞斯伯格症的基因，同樣也可能賦予孩子成爲一代偉大天才的能力。期待要切實際，但也別忽略隱藏於內、默默等待機會展現的天才潛能。

我的自我認同感

我現今最大的憂慮之一，是太多自閉症類疾患孩童及青少年太過以自閉症來界定自己，因而阻礙了他們的成功之路。在我十多歲時，執迷於科學、馬兒和自己建造的作品。這些執迷是我自我認同的基礎，同時也是我發展出成功事業的推動力。而今，我看見聰明的孩子如此之執迷於「他們的自閉症」，以致於整個生活繞著它打轉。我小時候，總沒完沒了地談論我喜歡的活動，而不是自閉症。我的執迷激勵我建造諸如牧場的門、馬勒、木工和招牌等作品，這些都是其他人需要而且看重的東西。在建造的過程中，我也要和他人分工合作。老師和家長必須讓孩子投入他可以和他人分享興趣的活動，譬如唱詩班、藝術、自動機械、空手道、飼養動物、機器人社團或戲劇社團。

切勿以自閉症為生活重心

我在大型的技術及電腦研討會演講過幾次。在這些研討會裡，我看見很多未被診斷的自閉症類患者，他們事業亨通，功成名就。他們談的盡是最新的電腦科技，應酬式的聊天令他們覺得無趣。有一次，我隔天緊接著參加一場自閉症研討會，會上遇見一位少年，開口閉口都是自閉症。我其實更想跟他聊聊他的嗜好，譬如藝術、天文學、歷史或電腦之類的。談自閉症沒什麼不好，只是它不該是人生最主要的關注。亞斯伯格症的支持團體很優秀，他們常安排那些擁有同樣挑戰的孩子相互交流溝通。認識其他跟他們一樣的異類，可以從中得到了安慰。只是，應該再安排其他的活動，別讓這些人成天念茲在茲的都是自閉症。就這件事來說，父母的角色很重要。

幾位自閉症類疾患的成人跟我談到了他們以自閉症爲中心的生活。這些人不是失業，就是擔任低階的無聊工作，譬如進貨上架。我鼓勵其中一人當家教，另一人去找和音樂相關的事來做。他們需要從事一些和自閉症無關的活動。相反的，我也和一些事業飛黃騰達、功成名就的年長自閉症類患者談過，儘管事業有成，但私底下的他們卻感到空虛。這些人則眞正能夠從自閉症／亞斯伯格症支持團體受惠。

特立獨行與邋裡邋遢

在我目前的成人生活階段，在牲口產業裡任職，並擔任大學教授是我最主要的自我認同，其次才是自閉症。自閉症是我很重要的一部分，我很喜歡我自閉式的邏輯思維。我一點也不想被治療得變得「正常」。爲了過一份滿意的生活，我做了很多和自閉症毫不相干的事。在這光譜上最成功的那些人都擁有他們樂在其中的職業或嗜好。電腦研討會上高IQ、低EQ的宅男宅女，各個特立獨行。很多人都穿著好幾層T恤，就跟電視影集「宅男行不行」裡的謝爾登一模一樣。特立獨行沒什麼不好，我也有點特立獨行，因爲我老穿著西部牛仔裝。就像前文說過的，我從前的老闆曾經把體香劑扔在桌上，並對我說：「擦一擦這個吧！妳臭死了。」這是千眞萬確的事，至今我依然感謝他。特立獨行不成問題，但個人衛生差可不成。太多青少年和成人不修邊幅、邋裡邋遢地在公共場合裡出現。我常鼓勵自閉光譜上的人活出獨特性，但獨特之餘也應該儀容整潔。我認識一位在大學教天文學的男子，他總是綁著一頭長馬尾，穿著很酷的天文學T恤。我跟他說：「別聽任何人的話剪掉馬尾，自豪地做個勇於活出自己的宅男吧！」

如今我六十三歲，回首過往，我記得自己二十幾歲時曾花費很多時間思考生命的終極意義。我想，我跟其他那樣年紀的年輕人並無不同，因爲我們試圖界定自己，找到自己的路。而今我從做一些可以眞實且正面改變這世界的事情當中找到了意義。當某位母親告訴我，讀我的書讓她更了解自己的孩子，或者，某位牧場經營者告訴我，我設計的牲口圍欄效用很好，我會感到開心，而這正是我生命意義之所在。

天寶博士的小叮嚀

☆把固有才華轉化為求職就業的一技之長是可行的，但是自閉症患者／亞斯伯格症患者得下苦功。一旦達成目標，進入職場後，他們還要當心一件事，那就是避免從如魚得水的技術性崗位，被升遷到力有未逮的管理職位上。

☆自閉症類患者畢業後踏入社會就業，別徹底透露自己的病往往才是上策。

☆從閱讀這些文章，亞斯伯格症患者可以學到，即使是「正常」人，工作也會遇到問題，也會有上班的壓力，而且要設法解決。

☆在我看來，導致自閉症的基因，和創造出愛因斯坦或莫札特的基因，很可能是一樣的——只是基因表現的程度不同。

【跋】

頂天立地的女牛仔

維諾妮卡・齊斯克（Veronica Zysk）

（天寶博士著作《社會關係的不成文規則》編者）

當天寶在二〇一〇年秋天正式進入「女牛仔名人堂」時，我記得自己不禁暗自歡呼：「呦喝！」（Yippe yi yo kayak! 譯按：牛仔騎馬時的吆喝聲。）女牛仔，酷斃了！這些有膽識的女人可不怕衝破世俗舊壘，脫穎而出，成爲頂天立地的女豪傑。這些姑娘捲起衣袖，吃苦幹活兒樣樣來，沾了一身泥污也不以爲意，和最優秀的男人並駕齊驅。女牛仔肯定有話直說。她說眞心話，而且直言不諱。手插腰，抬頭挺胸，她堅守陣地，而且是身手矯健的槍手，拔槍或運用口舌，端看情況所需。因爲女牛仔聰明伶俐，她只消瞥一眼就知道對手的斤兩。她知道甜言蜜語有時候比火拼一場更快成爲贏家——而且她往往有傷疤可以證明。女牛仔懂得如何運用天賜才能扭轉情勢。

沒錯，天寶渾身散發出馴馬師精神，躋身於體現這國家風土民情的女先鋒之列，實至名歸。她也許沒有在馬背上馳騁，但依然開創出一片天地。

然而天寶不是一直都這樣。我認識她超過二十年了，相信我，今天的她和我在一九九一年夏天頭一次見到的她，已不可同日而語。身為一位女性個體，她在多方面蛻變成熟，達到如今的堅強、善社交和自信，儘管這一路以來，她面對無數的挑戰。女牛仔正是如此，不屈不撓。她們套上馬刺，猛力一蹬。她們抓緊小公牛的角與之纏鬥，直到馴服牠才放手。

因此，親愛的讀者，舒舒服服坐下吧！讓我告訴你，天寶和我在某個星期六早晨相識，我倆的女牛仔情誼滋生締結的故事。假使你想從iPod放一些西部女牛仔民謠來聽，也請便。女牛仔名人堂的姐妹黛兒・伊凡斯（Dale Evans）唱的「逍遙小徑」（Happy Trails）如何？黛兒也是為發展障礙兒童強烈發聲請命的鬥士，同時也是唐氏症兒的母親。

出言不當——我和天寶的友誼是這樣開始的。當時我剛當上美國自閉症協會的執行長，第一次出席理事會。除了我就任開始三十天中協助我進入狀況的理事長之外，我一個人也不認識。圍繞著會議桌的十四張新面孔注視著我，其中大多數是自閉症患者的父母親，只有一位例外：她名叫天寶・葛蘭汀。

女牛仔向來有話直說。這就是我頭一天做的好事——說了不該說的話。那會議裡派系角力，壁壘分明，情緒高張。回顧當時，我實在應該先把組織政治學讀通了再出席。如此一來我的斡旋手腕應該會高明許多。我實在應該謹慎考慮到，強烈的言詞可能會衝擊到我的新「主子」，但是我開門見山大剌剌直言，急著要表現出有心做事的印象。結果，我在錯誤的時機、錯誤的場合，說了超級不得體的話之後，被客氣地請出會議。

那個週末我聽聞，事發後理事會在討論「我的行徑」時，天寶是少數站出來挺我的人之一，她一度還大拍桌子，以不折不扣的女牛仔作風，斬釘截鐵地說：「我認爲執行長是對的！」這就是她天生的性子，天寶會針對事實回應，不會隨著情緒起舞，她覺得替我辯護才是對的。若不是天寶講求邏輯，有能力把情緒從良好的決策過程中排除，我當天大概會被客氣地從新職位上攆走。她提供理事會成員不一樣的觀點，顯然也讓我受惠。只是在那第一次開會的過程中，我們沒有單獨交談，在我還不知情也沒找到機會感謝她的時候，她就已經辭去理事。但我對她的友情已然滋生。

幾年後，天寶更常出現於大大小小的研討會演講，包括美國自閉症協會（ASA）全國研討會。群衆擠滿了研討會會場，每人勉強占個小小空間或坐或站來聽她說話。天寶當年的演講和今天相比，可說是天差地遠。她講話斷斷續續，聲音單調，身體僵硬而且站著不動，細數一長串個人經驗和觀察，以一成不變的呆板方式談論所有事。在一九九〇年代中期，假使你聽天寶演講一次，你會發現她下一場演講還是談同樣的內容——同樣精確的事實性和社會性資料、條理分明的書面大綱，但就是缺乏個性，也沒有分享經驗的流暢情緒。平心而論，她是個敏銳的行爲觀察者，她會用心評估研討會效果，找方法改善她的表現。比方說，當有人說她「太固執己見」，她會找更多的研究來支持自己的看法。當人們稱讚或批評她的幻燈片，她會重新安排順序，刪除不理想的並添加新的。天寶就像她身爲教授一樣，仔細地研究「如何演講」，反覆演練到盡善盡美。聽眾愛戴她。她永遠面帶微笑，無論是她演講結束響起如雷的掌聲時，或者家長湧上前去圍繞著她，熱情感謝她帶來的希望和可能性的時候。

天寶對她所做的事總是很在行，從技術上來說。而且她向來也懂得參與理事會、上台演講、出席公開晚宴等基本的社交技巧。關於她這一方面的生活，「艾比夫人專欄」（Dear Abby）和其他談論禮儀的專欄，也跟關乎牛隻或自閉症的文章一樣擄獲她的注意力。然而，儘管她很用心地理解社交世界，她與人的互動依然像是照腳本演出似的；一連串理則學等式在她電腦般的大腦裡運轉，交織出「若／則」推演的網絡。「若他們做出X行爲，我則用Y來回應。若這情況發生，我則這麼做。」在會議開始前，或者晚宴前賓客陸續抵達的這段期間，與會者從容穿梭在人群間彼此寒暄閒聊，然而天寶總是安靜坐著，面無表情，除非有人跟她說話，即使有人和她攀談，她也只會彬彬有禮地應對，很少眞的和對方聊起來。我記得有一回，她和一桌的人一起用餐，恰好夾在兩個很健談的理事中間。她得體地進食、微笑、點頭，除此之外，其他能顯現出社會性理解的回應大半闕如，彷彿在她的行爲戲碼裡，這些全都遺漏了。那時她看來是那麼格格不入。我從沒看過天寶在公衆場合表現不得體，她很懂得應對進退，多虧她母親早年的教養，以及她對「得宜的」人際互動的自我要求。但是她和周遭的人發展出社會面和情緒面的交流嗎？當時很少。在我初接觸自閉症的那個時期，我常常在想，天寶想必很寂寞。然而這疑問只反映出我對自閉症、對天寶的了解是多麼膚淺。

在美國自閉症協會任職五年後，我轉換到「未來視界」出版公司任職，和該公司的作者群及演講者有更多接觸。在那當時，天寶・葛蘭汀在自閉症圈子裡已經是響叮噹的人物，我跟她也有更多的直接接觸，而且這些接觸不但精采有趣，在很多層面上還充滿了挑戰。身爲作者，天寶知道她要表達什麼，但對文字不加修飾。不過，天啊！她還眞能一而再地反覆談論某個主題。我總覺得自閉症患者的雙面性很有意思：對某些單一事物如此專注，但同時腦子裡卻以龍捲風的速度在翻搜相關領域的資訊。身爲演講人，她持續磨練自己的演講技巧。她從錯誤中學習，讓聽衆得以更加投入，應付打岔、耽擱和設備故障等狀況。感覺的問題依舊明顯，但天寶仍然迎向各種挑戰，與之搏鬥，不僅在研討會裡，還有每天的生活裡。

天寶最讓我欣賞的一點，是她不斷地學習，在各方面精益求精。她也把同樣的決心毅力應用在理解周遭的社會世界、他人的社會性思維，以及社會習俗之上，了解在特定情境裡哪些舉動合宜與否。她以科學家的架式，試圖以合乎邏輯的方式來剖析少有規則可循的社交生活，不停地提出問題、探查、做研究，找出共同性，好在她腦中形成通路。少有人眞正了解她力圖「變得有社交能力」的決心。這仍然是她此生追求的目標。

我一點一滴地注意到天寶的改變。她透過硬記死背、一而再地重複所學會的交際方式，這似乎慢慢滲入她的腦子裡，改寫她對社會互動的理解。更流暢的社交感出現了，譬如說，天寶有了幽默感——她會講笑話，而且會對自己說的笑話加以自嘲！我淸楚地記得，在某個週末的研討會結束後，約莫有十來個作家和工作人員外出吃晚餐，我們的辦公室鬧哄哄的，天寶不只打入人群裡，而且還講了一個笑話！當所有人哈哈大笑時，她害羞又自豪地淺淺一笑。那簡直是渾然天成的一刻，所有奏效的社交練習、學會關乎「講笑話」的腳本，突然間全都自然到位；相對於純粹只把話說出來，天寶「感覺到了」幽默感是怎麼一回事。

從此以後，天寶似乎愈來愈善於社交。她變得更溫暖、更有人味、更能夠在情緒的層面與人交流，而不只是做一些社交動作。有時候，我只能用「更柔和順暢」來形容她的改變，尤其是在一對一的情況下，不管是面對面或透過電話。她提出的問題往往還是一樣，但問的方式不一樣了。你會感覺到她眞的對人際交往感興趣，眞心想探索不同的觀點，而不是基於某些功能性理由而這麼做。

二〇〇四年天寶、史恩・巴倫和我合力完成一本書，《社會關係的不成文規則》，這段專業性質的關係長達將近一年。兩位自閉症患者和一位非自閉症編輯一同探討自閉症患者眼中社會關係的某些規則。起初這計畫看似異想天開，尤其是對這兩位自閉症患者而言。我們找不到方法將這些和社交有關的內容編排統整，也不知如何闡述從自閉症患者的角度來看的社會互動是何物。我的角色是組整者、協調者、接連兩個世界的橋梁，我的任務是要找到一個對三方來說有意義的方式。那是個極具挑戰性又吸引人的計畫。在那段期間，我對自閉症患者眞實生活的認識產生巨大的轉變。最大的驚奇是：這兩位自閉症患者從沒跟彼此交談過。他們閱讀彼此的文章，反思並給予意見，但他們不像其他懂得交際的人，從沒打電話給對方聊一聊，也不想親自和對方見面，並交換意見。記得有一次我問起天寶這件事，她的回應是：沒這個需要。我們所發展的是工作歷程，她喜歡這本書慢慢開展成形的過程，何必改變它呢？

在出書過程我們多次促膝漫談，天寶說起她的人生，以及早年剛踏入畜牧業時和「牛仔」交手的經歷，每每教我噗嗤笑出來。她這部分的人生，在奪得艾美獎和金球獎的HBO傳記電影「星星的孩子」裡多有著墨，但有些最絕最妙的片段被刪掉了。我最愛的一段，是天寶告訴我她最後如何找到方法，在由睪固酮所支配的產業裡被接納：她學會飆髒話，飆得比最會講的人還過火，說的故事也比他們更猥褻下流。我腦裡浮現許多畫面，畫面裡天寶和男同事們坐在拖車上，大伙兒輪番打屁閒扯淡，天寶最後一鳴驚人壓倒群雄。這就是不折不扣的女牛仔——堅守陣地，不論遇上任何情境皆不屈服退讓。在那些年間，我深深地敬佩她，往後在我倆這作者／編輯的組合持續下去的歲月裡，那敬佩之意更是有增無減。我看見了自閉症表相下的這位女性，了解到她女牛仔的個性如何影響她在個人和事業方面的成功。

在一個大多數是由好交際、喜群聚之人所構成的世界，天寶猶如謎樣的孤星，永遠提醒著我勇者的存在，當我們努力要忠於自己的本性時。天寶無止境地帶給我啓發，就像其他很多自閉症患者一樣。這些年來，我和她之間的個人情誼和專業關係愈來愈深厚。有個星期六早晨，她打電話給我，當時可能還不到九點。她正納悶著所謂的吃醋或嫉妒是怎麼一回事、爲什麼會有這種事存在、要是這種事損害了她和其他女性的關係，她該怎麼做？我必須承認，掛上電話時我感到很榮幸，因爲她必須夠信任我，才會問我這個私人問題。在此之前，我們的談話從未探究到這麼深入的社交問題。當時我聽到她這麼問，不禁微笑：天寶就是這樣——坦誠、率直、好奇心無窮、永遠想學習更多。每一次跟她交談，我對自閉症就多一分認識。她的觀點每每激發我省思，使我成長，讓我有機會勇敢地在馬鞍上挺直腰桿，衝破傳統窠臼，在我生命裡闖出一條新的道路。我和她的差異往往很模糊，界定何謂正常的那些線消退，我們不過是兩個女人在交談。我想，我得走過這一段旅程才能得出這結論：自閉症把我們區分，也把我們聯繫在一起，而我們都落在這光譜上的某個位置。

如果你上「全國女牛仔博物館暨名人堂」網站，會看到這一段文字，貼切地描述了我所認識的天寶：

「名列全國女牛仔博物館暨名人堂裡的每位女性，皆難以用言語形容。每一位都相信自己，藉此體現了我們國家的未來。每一位都鍛造了一種認同，激勵著先鋒者勇往直前——在文學、音樂、藝術、科學、政治、體育、商業、公民權利和教育各領域。每一位身上都流傳著一則誕生於穹蒼之下的故事，在那兒，杳無人跡的西大荒鼓動著人心」。

女牛仔的人生從來都不容易。她們的目光緊盯著前方地平線，披荊斬棘闢出自己的路，往往在未知的化外之地，常常獨自一人。打從我頭一次見到天寶以來，星移物換不知多少回，她懷著決心與勇氣磨練技巧，昂揚迎向挑戰，在自閉症群體裡闖出名號。經過這麼多年的堅持，下了這麼多的苦功，今天的天寶已蛻變成一顆閃亮的星星。這一切絕不是靠運氣，自閉症從來阻礙不了她——她可絕不讓它來攪局。努力所贏得的「特別」注意，從不會令她沾沾自喜。她以平常心看待，就像女牛仔跨上弓背騰躍的野馬，她馴服牠，把牠變成自己世界的一部分。這就是我從一位直到四歲才開口說話、著迷於細沙從手指間篩過感覺的女性身上所學到的一課：秉持誠實與正直，一步一步腳踏實地達成目標。

我生平最愛的電影之一，無關乎女牛仔和牛仔，而是關於印第安人。在電影「與狼共舞」（Dances with Wolves）裡某個艱苦時刻，葛拉漢・格里尼（Graham Greene）和凱文・科斯納（Kevin Cosner）所扮演的角色，裹著毯子席地而坐，在冷冽的秋天清晨微風裡，聊起科斯納娶了蘇族（Lakota）女子爲妻，在該部落展開的新生活。格里尼說：「我只是在想，這輩子走過的這麼多路當中，總有一條是最有意義的，那就是眞英雄的路。我想你已經走在這條路上，我眞替你高興。」

我就是這樣看天寶的：走在眞英雄之路的女豪傑，忠於自己、個性、信念和道路，無論她是女牛仔、自閉症鬥士、大學教授或研討會講者、同事……或朋友。有朝一日，她將騎著馬在落日餘暉之中遠去，我們所有人也一樣。但是她留在人世的印記，將爲世人所懷念，那印記不是她的自閉症，而是她眞正的精神。

【附錄】

東尼和天寶：面對面專訪

天寶・葛蘭汀的自傳《星星的孩子：自閉天才的圖像思考》以及後來出版的《*Emergence: Labeled Autistic*》兩本書合起來所涵蓋的自閉症資訊和洞見，比我在任何教科書上讀的都多。我頭一回聽到天寶演講，立即感受到她直率的個性。在場所有聽眾都被她的博學給深深吸引。

我很高興能受邀和天寶進行訪談，讓我得以藉此機會徵詢她對很多議題的看法。她的個性極其可愛，這場在舊金山舉行的訪談，三百多位聽眾聽得如癡如狂。訪談結束之際響起的掌聲如雷貫耳久久不停。

天寶是我心目中的英雄，在本世紀對自閉症的認識裡，她注入了最先進的見解。

——東尼・艾伍德博士（Dr. Tony Attwood）

（世界知名的自閉症和亞斯伯格症專家）

原編按：以下的訪談，是一九九九年十二月九日天寶應「未來視界」（Future Horizons出版社。中文版編按：即本書英文版出版社）之邀在舊金山的現場錄音。觀眾愛死了！從這訪談中，觀眾得以一窺天寶的生活中很多發人深省、時而幽默詼諧的片刻。這也是觀眾有緣一見天寶開懷大笑的難得機會。請盡情享受！

東尼：天寶，妳在十五歲時被診斷為自閉症。妳的父母親如何讓妳得知這個事實？當妳知道後，對自己有什麼感覺？

天寶：這個嘛，他們從沒真的說出來，我多少是從我姨媽那邊間接發現的。你要記得，我成長於五〇年代，那是佛洛伊德學說當道的年代，和今天這個年代截然不同。事實上，知道自己有某個地方不對勁，我有點鬆了口氣。我終於明白為什麼我老是和學校裡其他同學處不來，還有我為什麼搞不懂青少年做的某些事——譬如我的室友為什麼會迷上披頭四。她看「艾德蘇利文秀」（Ed Sullivan show）時會在地上打滾尖叫。我心裡想，是啊，披頭四的成員林哥是滿可愛的，但我才不要為了他在地板上打滾⋯⋯

東尼：那麼，假使妳今天要跟一個十四、五歲的人說妳有自閉症或亞斯伯格症，妳會怎麼說？

天寶：我想我會送他們你寫的書和我寫的書⋯⋯這個嘛，我大概只會按照定義來解釋：這是大腦發育不完全，因而妨礙了社交能力。我基本上是個「技術通」，我就是這種人。我想要修理東西。我做的事，大半都用工程的方式處理，我的情緒很簡單。做好工作讓我滿足。當有位父母親跟我說「我讀了妳的書，真的對我那就學的孩子很有幫助。」我會感到滿足。我從我做的事當中得到滿足。

東尼：我記得妳很小的時候很自閉，喜歡做某些自閉的行為，可不可以談談那些行為？

天寶：我以前經常做的一件事是抓一把沙，讓沙從我的指縫流過，我會盯著沙看，像科學家透過顯微鏡看東西那樣地研究每一小顆沙。我這樣做的時候，我可以把整個世界抵擋在外。我認為讓自閉兒做這樣的行為沒什麼不好，因為這會帶來鎮定。不過，如果他們整天這麼做，就不可能成長和進步。羅法斯（Lovaas）的研究指出，小孩子每週需要四十小時跟世界聯繫。但我不同意我所謂的這四十小時「扎扎實實的應用行為分析」僅是坐在桌旁的活動。我每星期有四十小時被迫要和外界接觸。每天有一小時半必須在餐桌上規矩地用餐。接著褓母和我以及妹妹進行結構性的兒童遊戲，其中包含了大量的輪流（turn-taking）過程。我每天要上語言治療課⋯⋯這些事對我的發展非常重要。

東尼：剛才妳用了「鎮定」這個字眼，有些自閉症患者和亞斯伯格症患者的問題之一就是要控制自己的脾氣。妳都怎麼控制自己的脾氣？

天寶：小時候只要我在學校大發脾氣，媽媽就會跟我說：「妳今天晚上不准看胡迪都迪牛仔卡通（Howdy Doody）。」我唸的是一般的小學，一班十二名學生，採結構化教學。學校和家裡進行很多的協調，我知道我不可能在中間玩弄挑撥。我只知道如果我鬧脾氣，當晚就別想看電視。上高中後我常被同學捉弄，為此我幾次和同學大打出手，結果遭學校退學，這樣實在很不好。之後我離家就讀寄宿學校，也曾經幾度動手打人，校方於是取消了我騎馬的權利。我很愛騎馬，騎馬的權利被取消一次後，我再也不打架了，事情就這麼簡單。

東尼：我能不能問妳一個私人問題，妳都跟誰打架？有沒有打贏？

天寶：這個嘛……通常是我贏，而且贏過很多次……

東尼：那麼，妳是跟男生還是女生打架？

天寶：都有——凡是戲弄我的都打。

東尼：所以妳真的把男生打趴在地？

天寶：我記得有一次我在學校餐廳狠狠揍了一個男生……之後當我不再動手打人，我應付同學捉弄的方式是大哭，大哭一場發洩憤怒可以讓我避免出拳打人。我也會避開有人暴怒發飆的情境。一看到這種情況我就掉頭走開。

東尼：我想問妳一個技術性的問題。假使妳有一千萬的研究經費，可以用來在新領域裡開發新的研究，也可以支援現有的研究。妳會如何花這筆錢？

天寶：我很想投入經費，去研究造成所有感覺問題的原因。我知道這不是自閉症最核心的缺陷，但卻使得自閉症患者難以發揮他們的功能運作。另一項很棘手的事是，隨著年齡越愈來愈大，焦慮會愈來愈深，尤其對於高功能那一端的人更是如此。即使他們服用百憂解或其他藥物，也同樣會焦慮到連維持功能運作都十分困難。我很希望找到方法來解決，而不是讓他們不斷吃藥吃到斷氣那一刻。接下來你會思索「我們該不該預防自閉症？」這類問題。我很關心這個問題，因為如果我們把造成自閉症的基因一概剔除，這世界很可能再也不會出現很多天才型的人，譬如愛因斯坦。我認為生命是由正常到異常的一個連續體。畢竟好交際的人不會發明電腦、蓋發電廠、蓋大飯店。好交際的人總是忙著應酬。

東尼：所以妳不會斥資研究如何消除亞斯伯格症，妳認為得這個病不是悲劇？

天寶：這個嘛，消除導致嚴重缺陷的肇因是好事，假如我們也找得到方法保留某些基因的話。但問題是，很多不同的基因會交互作用。你擁有少數的那些特質是好事，但若擁有太多則是壞事。基因似乎是這樣運作的。我從畜牧業學到一件事，當飼者過度挑選某項特質，其他的壞處也會相伴而生。舉個例來說，養雞業者以前會挑長得快、肉又多的雞來飼養，結果卻發現這類的雞骨骼都不夠強壯。於是他們又開始飼養骨骼強健的雞種，結果發生了始料未及的事，公雞落得被配種母雞攻擊、啄傷的下場。當他們重新培育出雙腿強健的雞之後，公雞正常的求偶行徑才出現。誰料得到會有這奇怪的問題呢？而基因就是這樣運作的。

東尼：天寶，妳有個特質，那就是妳會逗人發笑。我想妳有時候並非有意如此，但是妳很有逗人發笑的本事。什麼事會讓妳笑？妳的幽默感如何？

天寶：我可以確定的是，我的幽默感是以視覺為主。當我跟你們談到養雞問題，我在腦中看著養雞的圖像。有一回我在大學的系會議室內，牆上掛著歷任系主任的肖像，鑲著粗厚的木框。我看著它們說：「喔，被框住的老兄！」另一次系內老師開會時，我看著那些肖像，想起了被框住的老兄，差點爆笑出來。那就是視覺式的幽默。

東尼：妳還有個關於鴿子的笑話？

天寶：喔，對，鴿子。偉恩（Wayne）和我有天晚上輾過了一地的鴿子。丹佛（Denver）機場有很多鴿子，而且他們不會清理停車場上的死鴿子。我不得不開始想這些死鴿子該放哪裡……譬如，掛在丹佛市所有垃圾車的車頭上當裝飾。後來他們稱那地方是「鴿子空降區」。停車場裡有根水泥橫梁，鴿子都在那裡築巢……反正你不會想把車停進「鴿子空降區」。每次我走回停車場，我就不禁在想，把百萬休旅車停在鴿子空降區可真糟蹋呀！

東尼：所以這就是妳會突然爆笑而其他人卻一頭霧水的原因……

天寶：沒錯，因為我看著腦中某個很好笑的圖像……我看見了丹佛市亮黃色的垃圾車車頭裝飾著死鴿子——這真的很好笑。

東尼：我們來談談妳的家庭。令堂在妳生命中扮演很重要的角色。她是怎麼樣的人？她做了哪些事幫助妳？

天寶：首先，她不讓我住院。你要記得，那是在五十年前，所有的專家都建議我住院。媽媽帶我去看一位很棒的腦神經學家，他推薦了一家提供語言治療的幼兒園。這純粹是機緣。那幼兒園由兩位老師負責，而且就開在她們自家裡，收了六位幼兒，不全是自閉症。他們就是很懂得跟孩子互動的那種好老師。我三歲時，他們聘一名褓母，那褓母有過帶自閉兒的經驗。我覺得那褓母本身很可能是亞斯伯格症患者，因為她在她房裡擺了一張從吉普車上拆下的舊車座，那是她最愛的座椅。

東尼：令堂還幫了妳哪些事？

天寶：她頻繁地跟我互動。她鼓勵我發展藝術方面的興趣；她會陪我一起畫畫。她是記者，曾經製作過關於心智障礙者的電視節目，後來又製作了關於情緒困擾孩童的電視節目。當然，在五十年前那年代，各種症狀的孩子一概被貼上情緒困擾的標籤。身為一名記者，她常在外面跑新聞，走訪過不同的學校。所以當我在初中三年級時把課本扔向一個女生而被退學後，媽媽找到了一家寄宿學校，這間學校就是她當記者時走訪過的。當時如果她沒幫我找到這家學校，我真不曉得接下來會如何。我進到那所寄宿學校後，遇見了我的理科老師。我另一位重要的人生導師，是經營牧場的安阿姨（Ann Aunt）。我成長的這一路以來，還有很多貴人相助。

東尼：令尊呢？談談令尊和祖父。

天寶：我外公發明了飛機自動駕駛設備。他非常內向安靜，不太愛交際。我父親這一邊的家族，有脾氣方面的問題。我父親以前認為我不會太有出息。他也不善交際。

東尼：妳如何讓自己放鬆？在一天結束時會做些什麼讓自己舒緩一下？

天寶：我還沒開始用藥以前，常看電視影集「星艦奇航記」（Star Trek），我是個太空迷。「星艦奇航記」最令我喜歡的一點，尤其是舊版經典，裡面的人物總是秉持良好的道德準則。我很擔心當今的影視充滿了暴力。重點不在電影裡有多少開槍火拼的場面，而是英雄人物是否秉持良好的價值標準。在我小時候，超人和獨行俠（Lone Ranger）從沒做過錯的事。今天，我們看到英雄把女人丟進水裡，或者女人最後中彈；英雄應該要保護女人才對。沒有明確的價值，這是我所擔心的，因為我的道德基於邏輯。如果我沒看這些彰顯明確道德原則的電視節目，我的邏輯和道德不知會變得如何？

東尼：我們已經進入了另一個千禧年，在另一個一百年的時間裡，妳認為我們對自閉症的了解會有什麼樣的改變？

天寶：喔，我不知道……我們說不定會發展出完備的基因工程，未來也會有 Windows 3000「造人」程式。屆時他們會知道如何解讀 DNA 碼。我們目前還辦不到。科學家可以操控 DNA——取出再置入——但目前無法解讀四個一組的原始碼。一百年後他們有可能辦到，我想到時候也不會有自閉症，起碼重度自閉症應該會消失，因為到時候我們可以百分百操控 DNA。

東尼：目前我們知道有很多自閉症患者或亞斯伯格症患者出版自傳。在自閉症／亞斯伯格症患者的圈子裡，妳心目中的英雄是誰？

天寶：我真的很敬佩那些闖出一片天的人。我很敬佩一位名叫莎拉・米勒（Sara Miller）的女性，她為工廠自動化運作的工業用電腦寫程式。今天在場也有位女性，穿戴得很漂亮，擁有自己的珠寶事業，她告訴我她是亞斯伯格症患者。這類的人物是我的英雄……那些闖出一片天的人，自立自強有一番作為的人。

東尼：妳認為歷史上哪些知名的人物有自閉症或亞斯伯格症？

天寶：我認為愛因斯坦表現出很多自閉症特質，他直到三歲才會講話——在我最新的一本書裡，我用一整章來討論愛因斯坦。我認為傑佛遜總統也有一些亞斯伯格症特質。比爾・蓋茲擁有驚人的記憶力，我記得在某篇文章裡讀到，他小時候就能把《聖經》舊約的首五卷倒背如流。自閉症是一個連續性的病症，很難用一條線截然地區分電腦通和亞斯伯格症患者。它們全都混合在一起。假使我們去除掉造成自閉症的基因，說不定要付出慘痛代價。幾年前麻州一位科學家說過，假使人類把造成病症的基因一概去除，人類大概只剩下空洞的軀殼！

訪談結尾，東尼把時間開放給現場聽眾發問。以下是最佳的一個提問。

觀眾：妳怎麼發現妳能掌控自己的生活？

天寶：高中時我不是好學生，我做了很多蠢事。由於我透過圖像思考，我用門當作一種象徵——我在腦中演練要跨越一道真實的門——象徵我即將邁入人生的另一階段。當你透過視覺來思考，而且你「心智」的硬碟裡沒有很多先前的經驗可用，就必須找到某個東西來當視覺圖引。我的理科老師克拉克用不同的自然作業來激勵我，我了解到如果想上大學，變成科學家，我必須用功讀書。於是，有天我逼自己跨越那道門，並告訴自己：「好，從現在起，我要在法文課上試著學法文。」我也一度體悟到我必須改變自己的行為。我體驗到有時候這一切並非那麼輕鬆，譬如上司對我發火，說我邋遢得要命。有一些良師益友會逼我做某些事——不見得都會令我開心——但他們逼迫我了解我必須改變行為。自閉症患者不能成天無所事事怨天尤人。他們必須積極地做出改變。好的人生導師會幫助你做到。

來自澳洲布里斯本的臨床心理學家東尼・艾伍德博士，處理自閉症、亞斯伯格症、廣泛型發展疾患的經驗超過三十年。他治療數千名個案，從嬰兒到八、九十歲的人，從重度失能的人到大學教授都有。他撰寫關於亞斯伯格症和高功能自閉症的書籍和拍攝相關錄影帶，被公認是該領域最傑出的。他所著的《亞斯伯格症：寫給父母和專業人士的實用指南》（*Asperger's Syndrome: A Guide for Parents and Professionals*）銷售二十萬冊，譯成二十種語言。

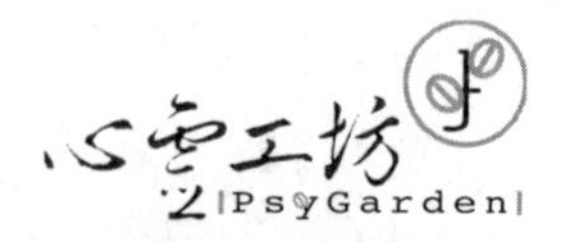

Caring 070

我看世界的方法跟你不一樣：給自閉症家庭的實用指南

The Way I See It : A Personal Look at Autism and Asperger's

作者：天寶・葛蘭汀（Temple Grandin）

譯者：廖婉如　審閱：蔡文哲

出版者—心靈工坊文化事業股份有限公司
發行人—王浩威
總編輯—徐嘉俊　責任編輯—黃心宜　特約編輯—孫正欣
通訊地址—10684 台北市大安區信義路四段 53 巷 8 號 2 樓
郵政劃撥—19546215　戶名—心靈工坊文化事業股份有限公司
電話—02）2702-9186　傳真—02）2702-9286
Email—service@psygarden.com.tw　網址—www.psygarden.com.tw

製版・印刷—漾格科技股份有限公司
總經銷—大和書報圖書股份有限公司
電話—02）8990-2588　傳真—02）2990-1658
通訊地址—248 新北市五股工業區五工五路二號
初版一刷—2012 年 12 月　初版十刷—2023 年 4 月
ISBN-978-986-6112-60-7　定價—380 元

國家圖書館出版品預行編目資料

我看世界的方法跟你不一樣：給自閉症家庭的實用指南 / 天寶・葛蘭汀（Temple Grandin）作 ；廖婉如譯. -- 初版- - 臺北市：心靈工坊文化, 2012.12 面； 公分--（CA；70）
譯自 ：The Way I See It : A Personal Look at Autism and Asperger's
ISBN 978-986-6112-60-7（平裝）

1. 自閉症　2.亞斯伯格症

415.988　101023108

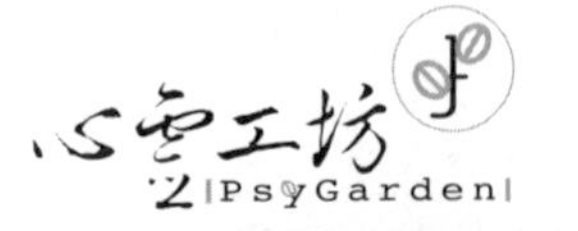

生命長河，如夢如風，
猶如一段逆向的歷程
一個掙扎的故事，一種反差的存在，
留下探索的紀錄與軌跡

Caring

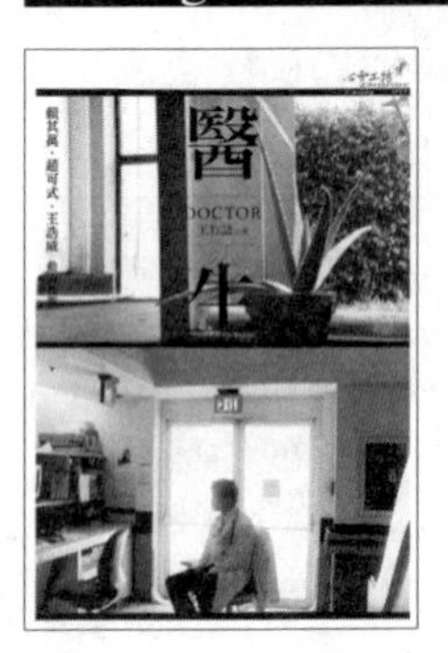

醫生

作者一王竹語
定價一250元

本書是描寫旅美放射腫瘤科醫生溫碧謙經歷喪子之痛，卻依舊堅守崗位拯救病患，並逐漸領悟生命眞諦的感人過程。全書所觸及的生死議題，一直都是醫生、心理師、社工師等專業與非專業人士之間最深沉話題，一再撞擊人性深處最細膩微妙的對生死議題的自我檢視。

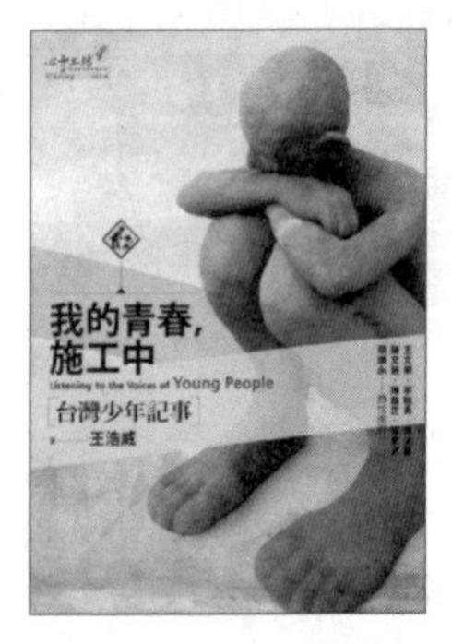

我的青春，施工中

【台灣少年記事】

作者一王浩威
定價一280元

台灣少年肩頭上的重量，從來就不是父母想的：「把書念好就好」那樣地輕，正如作者王浩威所說的：「許多老問題還是教人憂心忡忡的，許多新問題卻又來不及追趕……」。因此他選擇以散文手法訴說台灣少年青春心事，在有感情的訴說裡，呈現出心理醫師與少年們碰撞的眞實記錄。

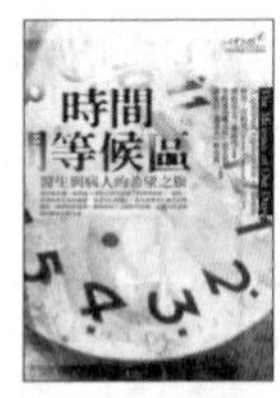

時間等候區

【醫生與病人的希望之旅】

作者一傑若．古柏曼
譯者一鄧伯宸　定價一320元

當疾病來襲，我們進入異於日常生活的「時間等候區」，這時，活著既是生命的延續，也是死亡的進行。當生命與死亡兩者互爲觀照、刺激與啓發時，讓人以更誠實的態度面對生命。

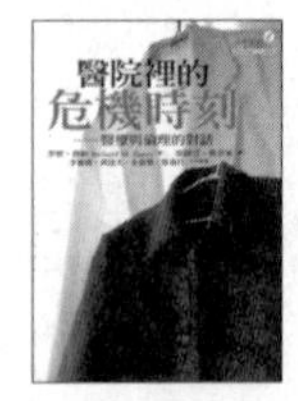

醫院裡的危機時刻

【醫療與倫理的對話】

作者一李察．詹納
譯者一蔡錚雲、龔卓軍　定價一300元

透過眞實故事，作者細膩生動地描繪了病患、家屬與醫護人員，在面對疾病考驗及醫療決策的倫理難題，藉由不斷的對談與互動，將問題釐清，找出彼此的價值觀與適當的醫療處置。

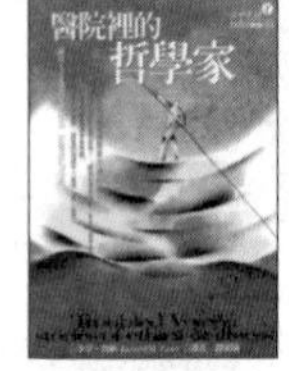

醫院裡的哲學家

作者一李察．詹納
譯者一譚家瑜　定價一260元

作者不僅在書中爲哲學、倫理學、醫學做了最佳詮釋，還帶領讀者親臨醫療現場，實地目睹多位病患必須痛苦面對的醫療難題。

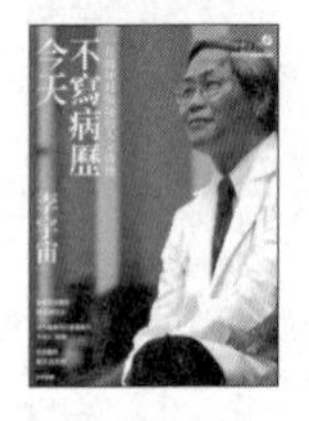

今天不寫病歷

作者一李宇宙　定價一280元

本書集結李醫師多年的專欄文章，內容治醫學、政治、社會觀察、教育、健保議題及個人感悟於一爐，犀利中見關懷，蘊含濃郁的社會意識及豐沛的人文精神。

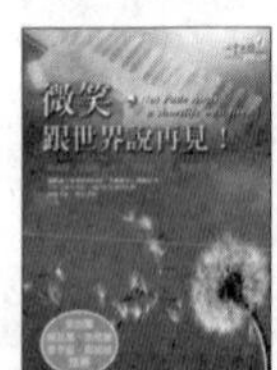

微笑，跟世界說再見

作者一羅倫斯．山姆斯、彼得．巴頓
譯者一詹碧雲　定價一260元

企業家彼得．巴頓，四十五歲退休，預計多陪陪家人、與人分享創業經驗。就在這時，醫生宣佈他罹患癌症。不過他說「幸好我有時間從容準備，好好跟世界道別。」

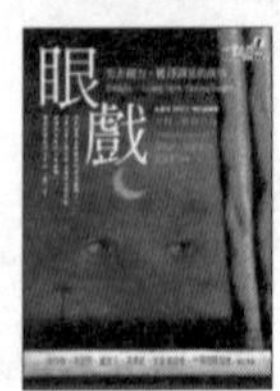

眼戲

【失去視力，獲得識見的故事】

作者一亨利．格倫沃
譯者一于而彥、楊淑智　定價一180元

慣於掌握全球動脈的資深新聞人，卻發現自己再也無法看清世界樣貌……這突如其來的人生戲碼，徹底改變他對世界的「看」法。

心靈工坊 PsyGarden 書香家族 讀友卡

感謝您購買心靈工坊的叢書，爲了加強對您的服務，請您詳填本卡，
直接投入郵筒（免貼郵票）或傳眞，我們會珍視您的意見，
並提供您最新的活動訊息，共同以書會友，追求身心靈的創意與成長。

書系編號—Caring 070 書名—我看世界的方法跟你不一樣：給自閉症家庭的實用指南

姓名 是否已加入書香家族？ □是 □現在加入

電話 (O) (H) 手機

E-mail 生日 年 月 日

地址 □□□

服務機構 職稱

您的性別—□1.女 □2.男 □3.其他

婚姻狀況—□1.未婚 □2.已婚 □3.離婚 □4.不婚 □5.同志 □6.喪偶 □7.分居

請問您如何得知這本書？
□1.書店 □2.報章雜誌 □3.廣播電視 □4.親友推介 □5.心靈工坊書訊
□6.廣告DM □7.心靈工坊網站 □8.其他網路媒體 □9.其他

您購買本書的方式？
□1.書店 □2.劃撥郵購 □3.團體訂購 □4.網路訂購 □5.其他

您對本書的意見？
□ 封面設計 1.須再改進 2.尚可 3.滿意 4.非常滿意
□ 版面編排 1.須再改進 2.尚可 3.滿意 4.非常滿意
□ 內容 1.須再改進 2.尚可 3.滿意 4.非常滿意
□ 文筆／翻譯 1.須再改進 2.尚可 3.滿意 4.非常滿意
□ 價格 1.須再改進 2.尚可 3.滿意 4.非常滿意

您對我們有何建議？

▲您的意見，我們將轉貼在心靈工坊網站上，www.psygarden.com.tw

廣告回信
台北郵政登記證
台北廣字第1143號
免貼郵票

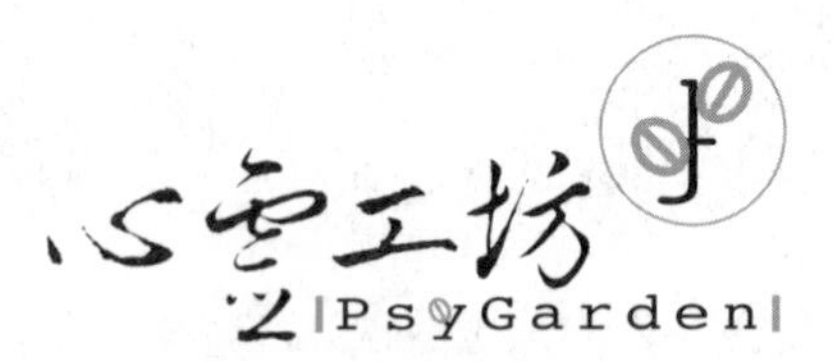

10684台北市信義路四段53巷8號2樓

讀者服務組　收

免　貼　郵　票

（對折線）

加入心靈工坊書香家族會員
共享知識的盛宴，成長的喜悅

請寄回這張回函卡（免貼郵票），
您就成爲心靈工坊的書香家族會員，您將可以——

⊙隨時收到新書出版和活動訊息

⊙獲得各項回饋和優惠方案

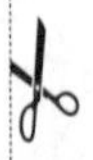